张忠德全国名中医传承工作室建设项目(项目编号:粤中医办函[2022]52号)

广东省科技厅科技普及创新项目支持(项目编号:2020A1414040032)

岭南甄氏杂病流派传承工作室建设项目(项目编号:中医二院[2013]233号)

国家中医药多学科交叉创新团队项目(ZYYCXTD-D-202201)

中医感染性疾病基础研究北京市重点实验室(BZ0320)

新冠病毒感染
居家中医药防治手册

主　审　张伯礼(天津中医药大学)

主　编　刘清泉(首都医科大学附属北京中医医院)

　　　　张忠德(广东省中医院)

副主编　冯全生(成都中医药大学)

　　　　杨荣源(广东省中医院)

　　　　李　博(首都医科大学附属北京中医医院)

　　　　郭建文(广东省中医院)

　　　　徐霄龙(首都医科大学附属北京中医医院)

　　　　郑丹文(广东省中医院)

　　　　陈腾飞(首都医科大学附属北京中医医院)

　　　　金连顺(广东省中医院)

U0284079

人民卫生出版社

·北　京·

图书在版编目（CIP）数据

新冠病毒感染居家中医药防治手册 / 刘清泉，张忠德主编 . —北京：人民卫生出版社，2023.1

ISBN 978-7-117-34419-7

Ⅰ.①新… Ⅱ.①刘…②张… Ⅲ.①新型冠状病毒–病毒病–中医治疗法–手册 Ⅳ.①R259.631-62

中国国家版本馆 CIP 数据核字（2023）第 002996 号

人卫智网	**www.ipmph.com**	医学教育、学术、考试、健康，购书智慧智能综合服务平台
人卫官网	**www.pmph.com**	人卫官方资讯发布平台

新冠病毒感染居家中医药防治手册

Xinguan Bingdu Ganran Jujia Zhongyiyao Fangzhi Shouce

主　　编：刘清泉　张忠德
出版发行：人民卫生出版社（中继线 010-59780011）
地　　址：北京市朝阳区潘家园南里 19 号
邮　　编：100021
E - mail：pmph @ pmph.com
购书热线：010-59787592　010-59787584　010-65264830
印　　刷：三河市潮河印业有限公司
经　　销：新华书店
开　　本：889×1194　1/32　印张：5
字　　数：81 千字
版　　次：2023 年 1 月第 1 版
印　　次：2023 年 1 月第 1 次印刷
标准书号：ISBN 978-7-117-34419-7
定　　价：35.00 元

打击盗版举报电话：010-59787491　E-mail：WQ @ pmph.com
质量问题联系电话：010-59787234　E-mail：zhiliang @ pmph.com
数字融合服务电话：4001118166　E-mail：zengzhi @ pmph.com

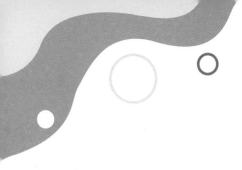

编委（按姓氏拼音排序）

蔡书宾（广东省中医院）

代金刚（中国中医科学院医学实验中心）

邓丽君（广东省中医院）

高子恒（北京中医药大学）

李欣橦（天津中医药大学）

凌传仁（广东省中医院）

刘腾文（成都中医药大学）

卢海天（北京中医药大学）

唐丽娟（广东省中医院）

陶兰亭（广东省中医院）

王进忠（广东省中医院）

吴文军（成都中医药大学）

闫雨蒙（首都医科大学）

杨京华（广东省中医院）

尹　鑫（广东省中医院）

应　婕（北京中医药大学）

张淑文（北京中医药大学）

赵春铭（北京中医药大学）

赵国桢（北京中医药大学）

绘图人员　邝维建

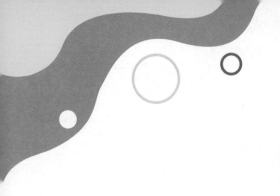

主编简介

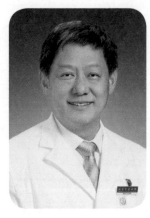

刘清泉　主任医师，教授，研究员，现任首都医科大学附属北京中医医院党委副书记、院长，北京市中医药研究所所长。教育部"长江学者"，国家中医药管理局"岐黄学者"，享受国务院政府特殊津贴专家，国家卫生健康突出贡献中青年专家，北京市有突出贡献人才，北京市卫生系统"215人才工程"学科带头人。兼任国家中医药管理局急诊重点专科协作组主任委员、中华中医药学会急诊分会主任委员、中华中医药学会医师规范化培训与考核分会主任委员、中国中西医结合学会副会长、北京市中西医结合学会会长等职务。先后承担国家科技重大专项2项、科技部重点项目2项、国家自然科学基金5项、省部级课题20余项。近五年发表学术论文200余篇，其中被SCI收录40余篇。

刘清泉教授在中西医结合防治新型冠状病毒(简称新冠病毒)感染方面做了大量工作,主要包括:①参与抗击 2020 年武汉新冠病毒感染疫情工作,任国家中医医疗救治专家组副组长、江夏方舱医院院长。参与制订历版国家关于新型冠状病毒感染的诊疗方案,始终在临床一线会诊救治危重症患者,荣获国家卫生健康委员会"全国卫生健康系统新冠肺炎疫情防控工作先进个人"称号。②提出"宣肺解毒法"治疗新冠病毒的中医用药指导理论。推出苍麻化毒颗粒和清肺丸等院内制剂,有效改善新冠病毒感染者临床表现,获天津市科技进步奖一等奖。并在其他新发突发传染病领域,如禽流感、季节性流感、甲型 H1N1 流感、中东呼吸综合征、小儿手足口病及脓毒症等疾病的防治方面均取得了系列成果。

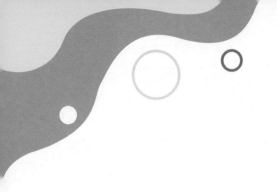

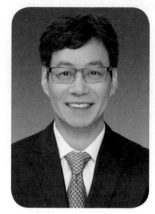

主编简介

  张忠德 主任中医师,教授,博士研究生导师,全国名中医。广州中医药大学副校长,广东省中医院(广州中医药大学第二附属医院)院长。国家中医药管理局"岐黄学者",享受国务院政府特殊津贴专家。国务院联防联控机制综合组专家、国家中医药管理局中医疫病防治专家委员会副组长。国家中医药管理局重点学科中医传染病学、中医急诊学学科带头人。

  从事呼吸系统急危重症、新发突发传染病救治工作34年,新冠病毒感染疫情发生以来,先后出征14次,作为编写组副组长参与制订国家关于新型冠状病毒感染的诊疗方案(试行第三至第十版),在全国较早提出重症和危重症中西医预警指标;通过肺肠同治、早期扶正、全程扶正,以阻止疾病恶化;带领科研团队主持国家重点研发计划项目,研发"扶正解毒颗粒",入选粤港澳大湾区中医药产业科技成果,并实现成果转化;与北京蛋白质组研究中心团队在 *Science China Life Sciences* 合作发表研究成果,为新冠病毒药物研究提供了重要借鉴,为世界各地抗击新冠病毒疫情提供中国方案、中医经验。荣获"全国优秀共产党员""全国抗击新冠肺炎疫情先进个人""第八届全国道德模范提名奖""最美医生""南粤突出贡献奖"、广东"最美科技工作者"等荣誉。

序 言

近三年来,党中央、国务院始终坚持人民至上、生命至上,统筹疫情防控和经济社会发展,从自身国情出发制定科学高效的疫情防控措施。我国经受住了全球先后五波疫情冲击,成功避免了致病力较强的原始株、德尔塔变异株的广泛流行,极大降低了重症率和死亡率。当前,基于我国流行的奥密克戎毒株感染特点,国务院应对新型冠状病毒肺炎疫情联防联控机制综合组在对病毒变异和疫情形势的科学评估之上,优化调整疫情防控措施,对于未合并严重基础疾病的无症状或症状较轻的感染者和基础疾病处于稳定期,无严重心、肝、肺、肾、脑等重要脏器功能不全等需要住院治疗情况的感染者,建议居家治疗。随着感染人数增加,一些民众出于预防心理抢购和囤积药品,导致部分地方、部分药品供应出现短期紧缺;同时,大量轻症和无症状感染者前往医院就诊,造成医院医疗资源紧张;还有一些感染者忽视身体状态,贻误了诊治的最佳时机,给健康带来潜在的风险。我们始终认为:"囤药"不如囤"好身体",调整好身体状态,提高身体免疫力,才是顺利度过感染过程的最重要因素。

我经历了三年抗击疫情全过程,有些感悟,我们能够战胜疫情,但没有战胜病毒,对病毒的认识还远远不够,对病毒性疾病的复杂性、传染性认识还远远不够,亟需加强对病毒的深入系统的研究,真可谓"欲穷千里目,更上一层楼"。此次抗击新冠病毒疫情的过程中,在党中央、国务院指导下,我们自觉地学习传承中医药几千年来防治疫病的理论和方药,汲取近些年来防治非典、甲流等传染性疾病的有效经验,注重发挥中医药治未病、辨证施治、多靶点干预的优势。大范围有组织地实施了早期干预,全面管理一个医院,整建制接管病区,中西医全程联合巡诊和查房,在重型、危重型患者救治中深度介入,在感染转阴后诸症治疗及康复期综合干预等方面都发挥了重要作用,形成了以中医药为特色、中西医结合救治患者的系统方案。其良好效果得到了党中央和国务院的充分肯定,也获得了国际社会的高度评价,认为中西医结合是抗击疫情的重要方案,为全球抗疫做出了贡献。

为此,由首都医科大学附属北京中医医院刘清泉教授团队和广东省中医院张忠德教授团队精诚合作，编写了这本《新冠病毒感染居家中医药防治手册》（以下简称《手册》）。两大团队参与了我国新冠病毒防控的全过程，积累了丰富的经验，做出了突出的贡献。全书包括了对新冠病毒的认识、居家中医药健康指引、热点问题答疑等，均来源于他们一线防治的实践和经验，中医药特色和优势突出。文字通俗易懂，方法简便易行，相信对于提升大众对于当前新冠病毒感染的认识、掌握科学的居家防护方法具有重要实用价值。

谨致数语，乐观此成。

中国工程院院士　国医大师
中国中医科学院　名誉院长　张伯礼
天津中医药大学　名誉校长
壬寅·腊月于天津静海团泊湖畔

前　言

　　2020 年初,突如其来的新型冠状病毒(简称新冠病毒)在全球肆虐。我国相关部门迅速应对,一线医护人员积极响应,人民群众齐心协力,各方同舟共济,在这三年间实现全国范围内的数次清零,保障了公众生命健康和国家社会稳定。党中央、国务院始终把人民群众生命安全和身体健康放在第一位,根据病毒变异特征和疫情发展形势,因时因势优化、完善防控措施。2022 年 12 月初,基于当前我国流行的奥密克戎毒株感染的特点,国务院应对新型冠状病毒疫情联防联控机制综合组组织制定了《新冠病毒感染者居家治疗指南》,对于未合并严重基础疾病的无症状或症状轻微的感染者和基础疾病处于稳定期、无严重重要脏器功能不全等需要住院治疗情况的感染者,建议居家治疗。

　　结合近日国家卫生健康委员会发布的《关于对新型冠状病毒感染实施"乙类乙管"的总体方案》《关于

在城乡基层充分应用中药汤剂开展新冠病毒感染治疗工作的通知》《新型冠状病毒感染诊疗方案(试行第十版)》,我们共同编写了这版《新冠病毒感染居家中医药防治手册》(以下简称《手册》),目的是将中医对新冠病毒的认识、中医药居家健康防护的相关知识对公众和一线临床工作者进行科普,以帮助老百姓正确认识和应对新冠病毒,运用中医药理念与技术为健康保驾护航,做好居家防护。在全国各地疫情防控的具体工作中,处处都有中医药人的身影,本《手册》编写团队成员也都亲自参与了新冠病毒感染的防治工作,察色按脉,救治患者,学习总结,加深认识,不断优化中医药诊疗方案。事实证明,中医药能够有效地治疗新冠病毒感染,降低重症率,改善预后,且中医药的防治理念、预后调护方法也在生活中有切实可行的操作空间。

《手册》内容包括三大部分:第一部分为认识新冠病毒感染,结合近三年最新科学研究成果,帮助公众建立面对新冠病毒时客观、理性的态度;第二部分为居家中医药健康指引,重点介绍中医药治疗新冠病毒感染轻型、预防和康复方面的知识,特别是预防和康复方面介绍了许多老百姓在日常生活中方便操作的中医药特色内容;第三部分选取了30多个大众感兴趣的居家热点问题,有针对性地进行答疑解惑。为了方便广大读者阅读使用,并突出中医药特色优势,我们在书中增加了常用导引功法和小儿推拿的视频及部分图片;同时,在编写过程中,我们尽量做到语言通俗易懂、操作简单易行,最大程度方便公众居家治疗与康复。

本《手册》的编写工作,得到了张伯礼院士和诸多中医同道的大力支持,张院士亲自担任主审并作序予以指导;离不开人民卫生出版社的鼎力相助,同时也离不开广东省中医院张忠德教授团队和首都医科大学附属北京中医医院刘清泉教授团队"一南一北"两大团队众位编委的精诚合作。由于时间紧张、水平有限,本《手册》难免存在不妥之处,恳请读者和各位同仁批评雅正。

编者

2023 年 1 月

目　录

第一部分

如何认识
新冠病毒感染

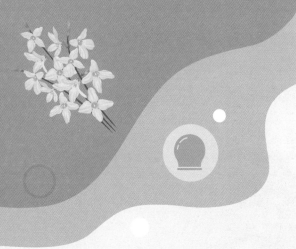

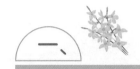

我们熟悉而又陌生的新冠病毒到底是什么?

冠状病毒是在自然界广泛存在的一个大型病毒家族,最先是 1937 年从鸡身上分离出来的,1965 年分离出第一株人的冠状病毒。因病毒包膜上有向四周伸出的突起,形如花冠而命名为冠状病毒(图 1),感染后主要引起呼吸系统疾病。

冠状病毒除感染人类以外,还可感染猪、牛、猫、

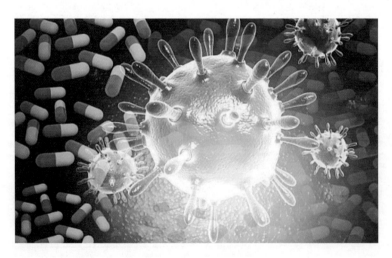

图 1　冠状病毒示意图

犬、貂、骆驼、蝙蝠、老鼠、刺猬等多种哺乳动物及多种鸟类。目前从人类分离出的冠状病毒主要有普通冠状病毒 229E、OC43 和 SARS 冠状病毒(SARS-CoV)3 个型别。过去,已知感染人的冠状病毒有 6 种:α 属的 229E、NL63,β 属的 OC43、HKU1、中东呼吸综合征冠状病毒(MERS-CoV)和严重急性呼吸综合征冠状病毒(SARS-CoV)。其中大家比较熟悉的是 2003 年引起严重急性呼吸综合征(SARS)疫情的 SARS-CoV 和 2012 年引起中东呼吸综合征(MERS)的 MERS-CoV。而 2019 年底全球暴发的新一轮疫情,其罪魁祸首是一种全新的冠状病毒,世界卫生组织(WHO)将其命名为 2019-nCoV,后国际病毒分类委员会将其命名为 SARS-CoV-2 这就是我们所说的新型冠状病毒(简称新冠病毒)。

新冠病毒(SARS-CoV-2)与之前已知的 6 种冠状病毒的基因组序列极为相似,从基因序列同源性分析,它与 SARS-CoV 有 79.5% 的相似性,新冠病毒目前归到 β 属冠状病毒中。

目前可感染人的冠状病毒从发病部位和致命性角度可以分为两类。一类是主要感染上呼吸道的四个病毒,即 HCoV-229E、HCoV-OC43、HCoV-NL63、HCoV-HKU1,它们导致的是感冒和类似感冒的症状,一般不会导致死亡(如合并其他疾病则除外)。它们的另一个共同点就是被发现的时候在人群中早已存在,并以人传人的方式传播。另一类就是让人害怕的SARS冠状病毒和MERS冠状病毒,它们主要感染下呼吸道,导致病毒性肺炎,并且有着相当高的病死率。这两个病毒在被发现之前并不存在于人群中,它们是由动物身上的病毒突变而成为能够感染人的新冠病毒。所以这两个病毒首先是由动物传给人,然后也能人传人。

而新冠病毒兼具有以上两类病毒的特点。譬如在疫情初发的时候,新冠病毒感染表现为与感染SARS和MERS冠状病毒类似的情况,病情迅速发展到下呼吸道从而导致病毒性肺炎,具有比较高的病死率。而随着疫情发展,目前奥密克戎变异株成为全球流行优势毒株,致病力减弱,多表现为上呼吸道感染,病死率也大大降低。

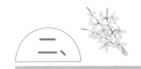

二、

新冠病毒是如何传染的呢?

新冠病毒目前确切的传播途径有三个:

1. **直接传播** 患者打喷嚏、咳嗽、说话的飞沫,呼出的气体近距离接触直接吸入,可以导致感染。飞沫传播是新冠病毒的主要传播方式。研究证实直径大于5μm的飞沫会很快沉降,如果距离太近,飞沫会通过咳嗽、说话等行为掉落在对方的黏膜上,导致感染,所以保持一定的社会距离很有必要。

2. **接触传播** 飞沫沉积在物品表面,接触污染手后,再接触口腔、鼻腔、眼睛等部位的黏膜,导致感染。具体又分为直接接触和间接接触两种:直接接触主要是直接接触患者的身体分泌物,目前还没有研究证实各种身体分泌物中的病毒浓度,所以建议公众最好避免接触患者的唾液、鼻涕、眼泪、眼眵、尿液、大便等一切身体的分泌物、排泄物以及呕吐物;间接接触的途径主要是通过接触沾染了病毒的公共物品,一般需要注意的公共物品主要有门把手、楼梯扶手、桌面、手机、玩具、笔记本电脑、公共空间台面等。

3. **气溶胶传播** 是指飞沫混合在空气中,形成气溶胶,吸入后导致感染。可以这样简单地来理解气溶胶:人们日常说话、呼吸、咳嗽、打喷嚏等产生液滴,这些液滴在呼出人体蒸发后,会变成飞沫核(飞沫失去水分后,剩下的蛋白质和病原体组成的核),飞沫核长期悬浮在空气中,并随空气迁移所形成的气体分散体系即气溶胶。与我们熟悉的飞沫传播相比,气溶胶传播距离更远。

新冠病毒传染力较强,主要有以下几个原因:①该病毒潜伏期即具有传播能力,因此具备传染性的时间长;②临床症状不典型,无症状感染者也具有传染性;③该病毒传播方式多样;④冠状病毒基因组中有编码刺突蛋白和辅助蛋白这两个极易发生突变的结构促使病毒不断演化。

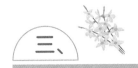

如何认识当前的新冠病毒感染?

2020 年 2 月 11 日,世界卫生组织总干事谭德塞在瑞士日内瓦宣布,将新冠病毒感染的肺炎命名为"COVID-19",至 2020 年 2 月初,新冠病毒出现 D614G 突变,出现于德国和巴西,随后逐渐取代了最初发现的毒株。到 2020 年 7 月,该变体成为全球范围内主要传播的新冠病毒类型。研究表明,与初始毒株相比,D614G 的感染性和传播能力都更高;2020 年 9 月份,新冠病毒出现了阿尔法(Alpha)株,随后是贝塔(Beta)株、伽马(Gamma)株等关切的变异株(variant of concern,VOC)。2021 年 2 月,德尔塔株(Delta)在英国出现,迅速传遍全球,到了 2021 年 11 月,全球 99% 以上提交的新冠病毒基因组序列为德尔塔株。德尔塔株病毒载量是原始毒株的 1 000 倍,传播能力也有极大的强化,但是免疫逃逸能力还算是中规中矩,因此疫苗针对德尔塔株仍然有效;2021 年 11 月,世界卫生组织监测到另外一个突变株开始出现,也是用希腊字母命名的第 15 个突变株,命名为奥密克戎(Omicron)

突变株,成为第 5 个关切的变异株,此前的 4 个关切变异株成为了历史流行株。2022 年奥密克戎成为了全球新冠疫情的"霸主"。随着奥密克戎株的流行,出现了多个亚型,包括 BA.1、BA.2、BA.3、BA.4、BA.5 系列。从 BA.2 到 BA.5 再到 BF.7(BF.7 本质上还是一种奥密克戎 BA.2 谱系病毒),新的变异株不断"内卷",病毒传播力不断增强,逃避免疫能力越来越强。2022 年 5 月,全球提交的新冠病毒基因组序列中 99.2% 的为奥密克戎株,其中 BA.2 占比约为 90%。进入 2022 年 9 月,奥密克戎 BF.7 快速在全球传播,成为主流。2022 年 9 月 28 日,我国出现首例 BF.7 本土新冠病毒感染者。进入 2022 年 11 月,开始在北京流行的新冠病毒主要毒株为奥密克戎 BF.7 变异株,病毒传播能力强、传播速度快、感染剂量低,致病力和毒力相比原始株和德尔塔等变异株明显减弱。

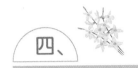

四、

感染新冠病毒后身体会出现哪些症状?

新冠病毒感染者以发热、干咳、乏力为主要表现。也有一部分患者以鼻塞、流鼻涕、咽痛、嗅觉和味觉减退或丧失、结膜炎、肌肉疼痛以及腹泻等为主要表现。曾接种过疫苗者及感染目前主流毒株奥密克戎株的新冠病毒感染者以轻症为主。轻型患者表现为:一般感染后1~3天发病,病程在7天左右;发病的前2天一般会出现发热、咽干、咽痛、鼻塞、流涕、肌肉酸痛、乏力、食欲减退等症状,体温波动在37.5~39℃之间;第3~5天一般会出现轻微干咳,少部分患者伴随咳痰症状。另外还有小部分患者会伴有腹泻、嗅觉和味觉减退等症状。同时,老年感染患者因为相对体质较弱且有很多患者合并慢性病,如慢性支气管炎、冠状动脉粥样硬化性心脏病(简称冠心病)、高血压、糖尿病等基础疾病,感染新冠病毒后,有时会加重患者原有的基础病,如出现呼吸困难、血压波动、血糖升高等表现,或延长新冠病毒感染后的痊愈时间。

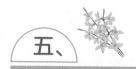

五、

新冠病毒的潜伏期多长？
潜伏期有传染性么？

新冠病毒潜伏期的长短没有精确的测定方法，受到诸多因素的综合影响，潜伏期有长有短。《新型冠状病毒感染诊疗方案(试行第十版)》指出："潜伏期多为2~4天。"现有研究提示，奥密克戎变异株平均潜伏期缩短，发病后3天内传染性最强，传播速度更快，感染剂量更低，致病力减弱，具有更强的免疫逃逸能力。具体可能与感染者自身的体质、所处环境等相关。在潜伏期即有传染性，多项研究证实患者出现高热的时候传染性最强。

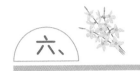

六、

哪类人群容易感染新冠病毒?

　　新冠病毒感染是一种急性的呼吸道传染病,传染性强,人群普遍易感。其中,老年人、患有肺部基础疾病的人群、患有心脑血管疾病的人群、肥胖人群、糖尿病人群、儿童、孕妇、亚健康人群等,在感染新冠病毒后症状更加严重,更有可能转变为重症。

　　新冠病毒的传染性到底有多强? 基于流行病学的概念,一般使用 R0 来表示,即基本传染数,指的是没有采取任何干预措施的情况下,如没有戴口罩也没有打疫苗,在一个全人群易感的环境中,平均一个患者可以传染的人数。当 R0=1 时,一个人只感染另一个人,表示新发病例数随时间没有变化,保持较为稳定。2020 年 1 月报道称新冠病毒原型株的 R0 在 2~3 之间,2021 年报道称德尔塔变异株的 R0 值为 5~8。2022 年 11 月广州市政府使用有效再生数(effective reproduction number,简称 Rt)来显示奥密克戎株(主要为 BA.5.2 变异株)的传播力,Rt 值中的 t 代表对疫情进行干预的时间段,一般以天为单位。Rt 值通常被理解为疫情实时传播指数。报道中称广州主要流行的BA.5.2毒株实时传播指数(Rt)最高达到8.2,也就是平均1个人能传播给8.2个人。2022年11月,随着防控措施的深化,广州市海珠区疫情Rt值从最高的8.2降至1.6,简单理解就是通过采取封控、管控等措施,原本病毒可以一个人传播8.2个人,但后期只能传染给1.6个人。所以,奥密克戎株传染性强,人群普遍易感。

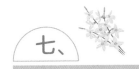

七、

新冠病毒的危害大吗？
到底有哪些危害？

　　新冠病毒从原始毒株到一系列变异毒株,对机体造成的损伤明显不同,人群在感染后症状大不一样。新冠病毒变异毒株包括最早出现于英国的变异毒株阿尔法、最早出现于南非的变异毒株贝塔、最早出现于巴西的变异毒株伽马,以及席卷全球的变异毒株德尔塔和当前流行的奥密克戎毒株等。其中,德尔塔毒株传播性强,病毒载量大,肺部损伤严重,部分患者伴有多个脏器的损伤。但目前流行的新冠病毒奥密克戎毒株与既往毒株有明显的区别,表现为致病力弱,主要损伤上呼吸道,表现为咽痛、干咳、发热、头痛、肌肉酸痛、疲倦乏力,症状看起来跟流感症状相似,但还不能称之为流感,奥密克戎毒株对普通患者下呼吸道肺的直接损伤较为少见。

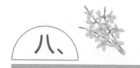

八、

感染新冠病毒后一定会得肺炎吗?

新冠病毒在传播中不断进化,尽管之前的毒株与当前的奥密克戎毒株都属于新冠病毒(SARS-CoV-2),但病毒感染的模式出现了根本的差别。之前的毒株易造成肺部感染,肺部损伤严重,影响人的呼吸功能,所以在治疗上吸氧是关键,严重者还需要使用呼吸机。相比之下,奥密克戎毒株主要感染上呼吸道,对肺的损伤较小,所以大部分人都表现为轻症甚至无症状。奥密克戎毒株在原始毒株的基础上变异,刺突蛋白(S 蛋白)的突变使其能够逃避抗体,但也因此削弱了它在肺部的复制能力,对肺部的损伤能力降低。

所以,当前的奥密克戎毒株主要引起上呼吸道症状,对下呼吸道损伤较小。但并不意味着我们就可以不做防护,仍然需要做到戴口罩、勤洗手(图 2)。此外,及时接种疫苗仍然非常重要,尤其是老年人,降低重症发生率。

①内

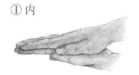

掌心对掌心揉搓

②外

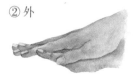

手指交叉,掌心对手臂揉搓

③夹

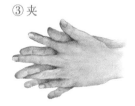

手指交叉,掌心对掌心揉搓

④弓

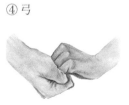

双手互握,相互揉搓指臂

⑤大

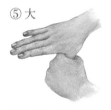

拇指在掌中转动揉搓

⑥立

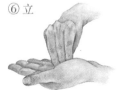

指尖在掌心中揉搓

⑦腕

旋转揉搓腕部直至肘部

图2　标准洗手图

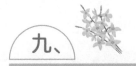

九、

新冠病毒感染与流感、普通感冒有什么区别?

我们经常说的普通感冒又称"伤风",多为急性鼻炎或上呼吸道感染。急性上呼吸道感染有 70%~80% 由病毒引起,主要是鼻病毒,其次包括冠状病毒、腺病毒、呼吸道合胞病毒等;20%~30% 由细菌引起,主要为溶血性链球菌,其次为流感嗜血杆菌、肺炎球菌、葡萄球菌等。临床上出现咽干、咽痒、打喷嚏、鼻塞、咳嗽、流眼泪、头痛等症状。

流行性感冒(简称流感)是一种由流感病毒引起的疾病,传染性极高。流感由不同类型的病毒引起,已知的流感有三种类型:甲型、乙型及丙型,其中以甲型较为常见。流感属于呼吸道的急性疾病,以冬春季多见,症状包括发热、头痛、肌肉酸痛、流涕、咳嗽及咽痛,通常病情较轻微,部分患者症状严重,可发展为重型或危重型。

新冠病毒感染,过去称为新型冠状病毒肺炎(简称新冠肺炎),后者是指由 2019 新冠病毒感染导致的肺炎。从 2019 年底的原始毒株开始,经历了后来的阿尔法变异毒株、贝塔变异毒株、伽马变异毒株,以及席卷全球的德尔塔变异毒株,和当前流行的奥密克戎变异毒株,病毒的传播性呈现增强趋势,但毒力呈现减弱趋势,损伤也由之前的以下呼吸道、肺部损伤为主,发展至当前的大多数情况仅局限于上呼吸道、咽喉部的损伤。

十、

出现新冠病毒感染的可疑症状有哪些？应该怎么办？

新冠病毒感染的潜伏期一般为 2~4 天, 3 天内传染性最强。不同的变异毒株表现出的症状略有差异。2022 年 12 月流行的多为奥密克戎毒株(主要为 BA. 4、BA. 5、BF. 7 等),其平均潜伏期缩短,多为 2~4 天,临床上症状多表现为咽痛、干咳、发热、头痛、肌肉酸痛、疲倦乏力等,部分出现嗅觉、味觉减退等症状。

如果出现上述症状,首先要戴上口罩,与家人保持隔离,不与其他家庭成员共用生活用品,餐具等使用后应清洗和消毒。如果家里有抗原试剂盒,可以自测抗原(图 3),一般采用鼻拭子样本采集方法(图 4)。根据国务院应对新型冠状病毒感染疫情联防联控机制综合组制订的《关于对新型冠状病毒感染实施"乙类乙管"的总体方案》可知,自 2023 年 1 月 8 日起,对新冠病毒感染实施"乙类乙管",对新冠病毒感染者不再实行隔离措施。阳性患者可居家休养,同时需要注意警惕合

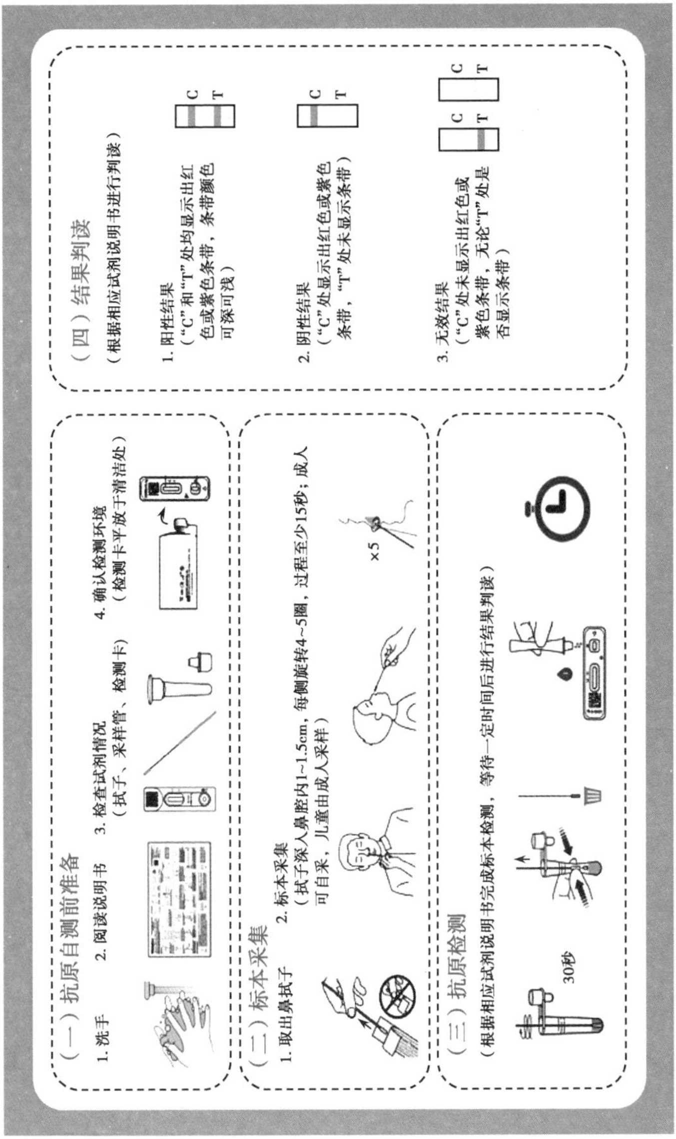

（一）抗原自测前准备

1. 洗手

2. 阅读说明书

3. 检查试剂情况
（拭子、采样管、检测卡）

4. 确认检测环境
（检测卡平放于清洁处）

（二）标本采集

1. 取出鼻拭子

2. 标本采集
（拭子深入鼻腔内1~1.5cm，每侧旋转4~5圈，过程至少15秒；成人可自采，儿童由成人采样）

×5

（三）抗原检测
（根据试剂相应说明书完成标本检测，等待一定时间后进行结果判读）

30秒

（四）结果判读
（根据相应试剂说明书进行判读）

1. 阳性结果
（"C"和"T"处均显示出红色或紫色条带，条带颜色可深可浅）

C
T

2. 阴性结果
（"C"处显示出红色或紫色条带，"T"处未显示条带）

C
T

3. 无效结果
（"C"处未显示红色或紫色条带，无论"T"处是否显示条带）

C
T

图3 抗原自测流程示意图（具体请参照说明书使用）

19

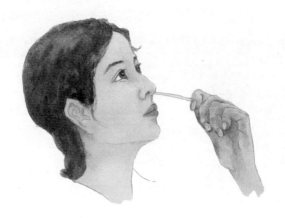

图4　鼻拭子样本采集法

并普通感冒、流感等。居家期间，不乱吃药，可通过互联网门诊咨询医生合理用药，不要盲目跟风吃药物预防。如症状仍无明显缓解，出现高热持续不退、胸闷、气促、呼吸困难等症状，应尽快到最近的医院就诊。

第二部分

居家中医药健康指引

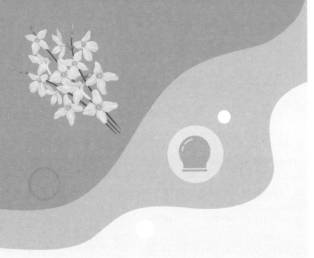

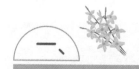

新冠病毒感染轻型中医药治疗指引

（一）成人治疗方案

新冠病毒感染属于中医"疫"病范畴，病因为感受"疫戾"之气，临床多表现为发热、头痛、肌肉和／或关节疼痛等全身症状，咽干、咽痛、鼻塞、流涕、咳嗽、咳痰等上呼吸道症状，恶心、呕吐、腹胀、腹泻、食欲不振等消化道症状，老年人、伴有慢性基础疾病等重型／危重型高危人群可表现为胸闷、汗出、纳差、便溏或便秘等症状。

中医认为，奥密克戎变异株感染的核心病机为"风热毒邪夹湿"。奥密克戎毒株传播速度快，致病力减轻，多数患者表现为发热、咽干、咽痛、骨节酸痛、乏力，或干咳，或声音嘶哑等症状，具有"风热"的属性，原本"湿毒"的属性尤其是湿性重浊缠绵之性及毒害之性虽明显减少，但仍然存在。因此，由于奥密克戎毒株感染的核心病机为"风热毒邪夹湿"，治疗总原则相同——"万人一法"，但是"一法多方""一法多药"。具体病症的治疗要因时、因地、因人而异,根据"三因制宜""辨证论治"的原则选择合适的治疗药物。例如,治疗时要考虑北京地区冬季的新冠病毒感染常夹有寒邪,广州地区多夹有湿邪,新疆地区多夹有燥邪等。中医药治疗新冠病毒感染各种类型具有较好的临床疗效,特别是能够明显改善患者临床症状,同时能够缩短核酸检测结果转阴的时间,促进患者的快速康复。

参照《新型冠状病毒肺炎诊疗方案(试行第九版)》、国家中医药管理局《新冠病毒感染者居家中医药干预指引》《关于在城乡基层充分应用中药汤剂开展新冠病毒感染治疗工作的通知》(治疗新冠病毒感染中药协定方范例)等,结合历次国内疫情防治的有效临床实践经验,整理以下治疗方案供参考:

1. 治疗新冠病毒感染中药协定处方

(1)通用基础方:新冠病毒感染者早期可用协定处方(大青龙汤合五苓散):生麻黄 9g,桂枝 9g,生石膏(先煎)25g,苦杏仁 10g,甘草 9g,大枣 10g,生姜 10g,茯苓 15g,猪苓 9g,泽泻 9g,生白术 9g。

(2)北方地区:新冠病毒感染者有发热等症状,可用协定处方(加味葛根汤):葛根 15g,生麻黄 10g,生石膏(先煎)20g,桂枝 10g,白芍 10g,生姜 10g,大枣 10g,桔梗 15g,甘草 10g。

若头痛、身痛明显,可酌加羌活 10g、白芷 10g、川芎 10g。

若咽痛明显,可酌加射干 15g、牛蒡子 10g。

若咳嗽明显,可酌加苦杏仁 10g、枇杷叶 10g。

(3) 南方地区:新冠病毒感染者有发热等症状,可用协定处方(加减银翘散):金银花 15g,连翘 15g,苦杏仁 10g,牛蒡子 10g,桔梗 10g,甘草 6g,葛根 30g,北沙参 10g,桑叶 10g,藿香 10g。

若发热体温高于 38.5℃,可酌加生石膏(先煎)15~30g。

若头痛、身痛明显,可酌加柴胡 15g、黄芩 10g。

若咽痛明显,可酌加射干 15g、玄参 10g。

若咳嗽明显,可酌加炙麻黄 5g、浙贝母 15g。

(4) 注意事项

1) 若出现恶心、呕吐、腹泻等胃肠道症状,酌加砂仁(打碎,后下)6g、木香 10g。

2) 服用方法:水煎服,每日 1 剂,每剂水煎 400ml,分 2~4 次温服。老人、儿童以及体弱者用量酌减。

3) 若按照上述处方服用 3 剂未见缓解或期间病情加重者,应及时至正规医院就医,并且在医生的指导下服用药物。

2. **中成药治疗方案** 凡是具有疏风清热、化湿解毒、清瘟宣肺功效的中成药,对于当下奥密克戎变异株感染都有非常好的疗效。因此,有效中成药的选择范围广泛,应当按照中医"三因制宜"的原则,因时、因地、因人进行选择。可根据自身临床症状,选择其中一种中成药治疗,对不含西药成分的中成药,早期 24 小时或者 48 小时可加倍剂量服用,4~6 小时服药一次,后按照说明书剂量服用,一般 3~5 天或症状消失即停止用药,如症状无缓解或加重,请及时到正规医疗机构就诊。切勿盲目同时服用多种功效类似的中成药。

特殊人群如哺乳期妇女、孕妇、老年人以及合并基础疾病人群,建议在医生指导下服用。

(1) 发热:发热是新冠病毒感染后的最主要症状,热程一般为 2~3 天,部分患者热峰可达 40℃,可根据以下伴随症状来选择中成药进行治疗。

1) 伴随以下症状,表现为风寒证:恶寒、头痛身痛、鼻塞流清涕、嗅觉减退、咳嗽少痰或咳吐稀白痰。

中药治疗:宜服用具有疏风解表功效的中成药。

推荐中成药:风寒感冒颗粒、荆防败毒丸、清肺排毒颗粒、散寒化湿颗粒、感冒清热胶囊(颗粒)、荆防颗粒、正柴胡饮颗粒、九味羌活丸(颗粒)、四季感冒片、感冒疏风胶囊(片、颗粒)等。

2) 伴随以下症状,表现为风热证:不恶风寒,肌肉酸痛、乏力,咽痛明显,咳嗽、痰黄,口渴、口苦。

中药治疗:宜服用具有疏风清热、化湿解表、清热解毒功效的中成药。

推荐中成药:连花清瘟胶囊(颗粒)[①]、金花清感颗

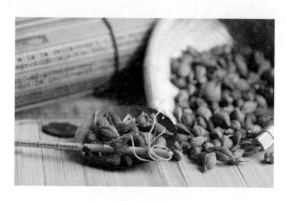

图5　连翘

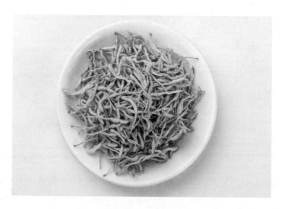

图6　金银花

[①]　连花:是指连翘和金银花,药材饮片参见图5、图6。

粒、化湿败毒颗粒、宣肺败毒颗粒、热炎宁合剂、银黄清肺胶囊、连花清咳片、六神丸(胶囊)、银翘解毒颗粒、金叶败毒颗粒、蓝芩口服液、复方芩兰口服液、清咽滴丸、喉咽清颗粒、桑菊感冒片、夏桑菊颗粒、痰热清胶囊、双黄连口服液、柴芩清宁胶囊、抗病毒口服液、感冒退热颗粒、消炎退热颗粒、清开灵颗粒、小柴胡颗粒、感冒灵颗粒、感冒清片、桑菊感冒颗粒、维 C 银翘片(颗粒)、复方感冒灵胶囊(片)、银黄颗粒、抗感解毒颗粒、新雪颗粒等。

3) 出现高热(体温超过 39℃)

推荐中成药:可使用羚羊角粉或紫雪散(丹),如果高热持续 2 天以上不退,可使用安宫牛黄丸,每次半颗,每天 2~4 次服用。

(2) 咽痛

主要症状:咽痛明显,伴咽干,或声音嘶哑。

中药治疗:可服用具有清咽解毒止痛功效的中成药。

推荐中成药:板蓝根颗粒、喉康散、喉疾灵胶囊、清热消炎宁胶囊、喉症丸、克感利咽口服液、猴耳环消炎片、喉咽清颗粒、清咽滴丸、六神丸(胶囊)、蒲地蓝消炎口服液、复方双花口服液、黄氏响声丸、银黄含化片等。

(3) 咳嗽

1) 主要症状:咳嗽明显,咯黄痰,口干明显。

中药治疗:宜服用具有润肺清热止咳功效的中成药。

推荐中成药:复方鲜竹沥液、急支糖浆、咳速停糖浆、蜜炼川贝枇杷膏、枇杷止咳颗粒、杏贝止咳颗粒、连花清咳片、感冒止咳颗粒等。

2)主要症状:咳嗽、痰多,或伴气喘。

中药治疗:宜服用具有宣肺止咳化痰功效的中成药。

推荐中成药:宣肺止嗽合剂、通宣理肺丸(颗粒、口服液)、感冒止咳颗粒、橘红痰咳颗粒、痰咳净散(片)、咳喘顺丸、杏苏止咳颗粒(口服液)等。

3)主要症状:痰多、咳嗽,胃口不佳。

中药治疗:可服用具有健脾燥湿、祛痰止咳功效的中成药。

推荐中成药:祛痰止咳颗粒。

(4)鼻塞流涕

主要症状:鼻塞流涕明显者。

中药治疗:可服用具有解表通窍功效的中成药。

推荐中成药:鼻窦炎口服液、散风通窍滴丸、香菊胶囊、鼻炎康片、口鼻清喷雾剂等。

(5)呕吐、腹泻等胃肠不适

主要症状:乏力、伴胃肠不适、如呕吐、腹泻者。

中药治疗:宜服用具有化湿解表功效的中成药。

推荐中成药:藿香正气胶囊(丸、水、口服液)、加味藿香正气丸、调胃消滞丸、保济口服液(丸)、复方香薷水等,或外用罗浮山百草油。伴便秘、便干者,可服用防风通圣丸(颗粒)。如伴腹痛者,可服用腹可安片。

(6) 失眠

主要症状:焦虑,失眠,难入睡、多梦或易醒。

中药治疗:宜服用具有疏肝安神功效的中成药。

推荐中成药:逍遥丸、甘麦大枣颗粒、乌灵胶囊、七叶神安片、百乐眠胶囊、舒肝解郁胶囊等。

3. 日常调护

(1) 饮食有节:每日三餐规律进食,饮食宜清淡易消化,食物多样,保证谷类、优质蛋白质类食物、新鲜蔬菜和水果摄入量。

(2) 起居有常:作息规律,夜卧早起,保证睡眠充足。顺应气候变化,及时调整衣物和室内温度,注意防寒保暖和节气保健。

(3) 劳逸有度:运动和休息适度,可适当运用中医功法锻炼,或根据个人条件选择适合自己的锻炼方法。

(4) 情志畅达:应保持愉快心情,切勿发怒,顺应自然规律,不厌长日,精神外向,对外界事物保持浓厚的兴趣,使气机宣畅,通泄自如。

(5) 及时补充水分:补充充足水分,出汗较多时,注意适当补充盐分。

(6) 及时更换湿衣物:出汗较多时,注意更换汗湿衣物,避免受凉。

4. 中医特色疗法干预

（1）刮痧

适应证:出现发热,伴恶寒、头晕头痛、面红目赤等。

禁忌证:孕妇、局部皮肤破溃、醉酒、过饥、过饱、过渴、过劳者不宜刮痧。

用物准备:刮痧板（先检查边缘有无缺损）、刮痧油。

操作方法

1）选择部位:可选择督脉、膀胱经项背段范围,起自后发际上1寸,止于第3胸椎棘突下,左右两侧覆盖肩井,重点穴位为风府穴、大椎穴、风池穴、大杼穴、风门穴、肺俞穴等。

2）充分暴露刮拭部位,在选定部位抹上刮痧油,手握刮痧板在选定部位后从上至下进行刮痧,先以轻、慢手法为主,待患者适应后,手法逐渐加重、加快,以患者能耐受为度。如皮肤干涩,随时抹刮痧油,直至刮透。

3）观察病情:刮痧过程中随时询问患者有无不适,观察病情及局部皮肤颜色变化,调节手法力度。

4）刮痧完毕:清洁局部皮肤。

注意事项

1）刮痧时应避风,注意保暖,室温较低时应尽量减少暴露部位,以防复感风寒而加重病情。

2) 刮痧前后 24 小时不能喝酒。

3) 刮痧后,避免风直吹刮拭部位,出痧后 4 小时内不能吹风碰水,当天若要洗澡,建议 4 小时之后洗热水澡。

(2) 拔火罐

适应证:发热,伴咽痛、鼻塞流涕等上呼吸道症状。

禁忌证:皮肤溃疡、水肿及大血管处不宜拔火罐;醉酒、过饥、过饱、过渴、过劳者不宜拔火罐。

用物准备:火罐(玻璃罐、竹罐、陶罐)、止血钳、95% 酒精棉球、火柴(打火机)。

操作方法(留罐)

1) 选穴:大椎(位于第 7 颈椎棘突下凹陷中)、身柱(位于第 3 颈椎棘突下凹陷中)、风门(位于第 2 胸椎棘突下,旁开 1.5 寸)、肺俞(位于第 3 胸椎棘突下,旁开 1.5 寸)。

2) 暴露拔罐部位,注意保暖,擦拭局部,保持皮肤清洁。

3) 一手持火罐,另一手持止血钳夹 95% 酒精棉球点燃,深入罐内中下端,绕 1~2 周后迅速抽出,使罐内形成负压后并迅速扣至选定的部位(穴位)上,待火罐稳定后方可离开,防止火罐脱落,适时留罐,一般

10分钟。

4）拔罐过程中要随时观察火罐吸附情况和皮肤颜色（局部皮肤紫红色为度）。

5）操作完毕，协助患者整理衣着，安排舒适体位。

6）起罐：一手夹持罐体，另一手拇指按压罐口皮肤，使空气进入罐内，即可起罐。

注意事项

1）注意防止烫伤及引燃易燃物。

2）留罐时间不宜太长，拔罐时如出现四肢发冷、恶心、呕吐、心悸、面色苍白、冷汗、头晕等应立即停止，并让患者平卧休息。

3）拔罐时应避风，注意保暖，室温较低时应尽量减少暴露部位，以防复感风寒而加重病情。

4）拔罐时应采取合理体位，选择肌肉较厚的部位；骨骼凹凸不平和毛发较多处不宜拔罐。

5）操作前一定要检查罐口是否光滑，有无裂痕。

6）起罐后，如局部出现小水疱，可不必处理，可自行吸收。如水疱较大，消毒局部皮肤后，再用注射器吸出液体，保持干燥，必要时覆盖消毒敷料。

（3）穴位按摩

1）按揉合谷穴（图7）

适应证：合并咽痛、头痛等症状。

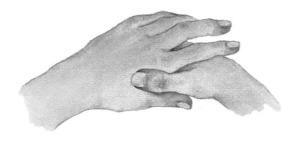

图 7 合谷穴

穴位定位:合谷穴位于虎口,在手背第一、二掌骨间,第二掌骨桡侧中点。

操作方法:采用拇指按揉法在穴位上操作。右手拇指按揉左手合谷,左手拇指按揉右手合谷,带动皮下组织运动,拇指和皮肤之间不能有摩擦。揉动的过程中,以感到酸胀为度。两侧合谷穴按揉时间各 3~5 分钟,每天早、晚各 1 次。

2) 揉擦迎香穴(图 8)

适应证:合并鼻塞流涕症状。

穴位定位:迎香穴位于鼻翼外缘中点旁,鼻唇沟中。

操作方法:采用擦法操作,左手擦左侧,右手擦右侧。先擦热双手,握空拳,以两手拇指指间关节背侧,紧贴于鼻梁两侧,上下摩擦;或以中指指腹上下摩擦。上下 1 次为 1 拍,可做 4 个 8 拍或以发热为度。每天早、晚各 1 次。

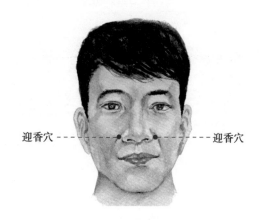

图8 迎香穴

3）按揉风池穴

适应证：头痛，颈项疼痛，发热，怕风，无汗出。

穴位定位：风池穴位于后枕部，胸锁乳突肌与斜方肌上端之间的凹陷处。

操作方法：采用拇指按揉法操作。双手放在头部两侧，掌心对着耳朵，双手拇指分别按在两侧的风池穴上。揉动过程中，以感到酸胀为度。按揉时间各 3~5 分钟，每天早、晚各 1 次。

4）按压足三里穴（图 9）

适应证：合并腹胀、腹泻、恶心、呕吐、胃口差等症状。

穴位定位：找到小腿的外侧面，膝盖的凹陷处，也就是所说的膝眼，用自己的食指、中指、无名指、小指并排，然后食指外近拇指的一侧缘靠近膝盖的凹陷处，小指的

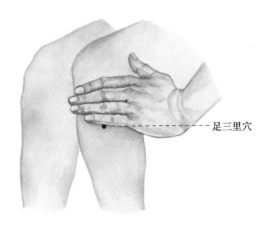

足三里穴

图 9　足三里

外侧缘与胫骨前缘旁开一横指(指中指第 2 指节的长度或大拇指的宽度)处的交叉点就是足三里,也就是离外膝眼有四横指的距离。

操作方法:采用拇指或中指适度用力按揉、按压。穴位定位正确后,按压足三里穴,以出现酸痛、酸胀感觉为宜。两侧足三里穴按揉时间各 3~5 分钟,每天早、晚各 1 次。

5) 按揉曲池穴(图 10)

适应证:发热,伴头痛、咽痛、咳嗽等症状。

穴位定位:屈肘成直角,当肘弯横纹外侧与肱骨外上髁连线的中点处即为曲池穴。

操作方法:双手交叉按摩。找到穴位后,用拇指按揉、按压,以出现酸痛、酸胀感觉为宜。两侧曲池穴按揉时间各 3~5 分钟,每天早、晚各 1 次。

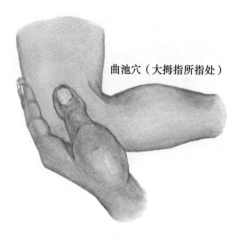

图 10　按揉曲池穴

（4）耳穴压豆

适应证：合并失眠症状。

常用耳穴：皮质下、交感、内分泌、神门、心、肾、肝、脾（图 11）等。

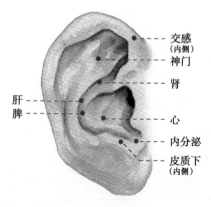

图 11　常用耳穴

物品准备:碘伏或安尔碘、75% 酒精、棉球、镊子、棉签、止血钳、探棒、王不留行籽耳贴、耳膜。

操作方法

1) 选择耳穴部位并探查耳穴。

2) 耳郭局部消毒,消毒范围视耳郭大小而定。

3) 左手手指托持耳郭,右手用镊子夹取割好的方块胶布,中心粘上准备好的王不留行籽,对准穴位紧贴压其上,以穴位产生酸麻重胀感或发热为度,并轻轻揉按 1~2 分钟。

4) 贴敷后每天自行按压数次(每 4 小时可按压 1 次),每次 3~4 分钟。每次贴压后保留 1~2 天,取下后让耳穴部位放松一晚,次日再以同样方法贴。

注意事项

1) 耳郭局部炎症、冻伤不宜进行耳穴压豆。

2) 定期观察局部皮肤情况,如出现明显红肿,需及时清理,并进行消毒,必要时根据局部情况进一步处理。

3) 对过度饥饿、疲劳、精神高度紧张、年老体弱者按压宜轻。

(5) 中药沐足

适应证:发热伴恶风、鼻塞流涕等症状。

物品准备:沐足盆、沐足中药、毛巾、水温计。

沐足中药(选用以下一种即可):

1）生姜水:将生姜 100g 加水煮沸或放入热水中浸泡。

2）散寒方:艾叶、桂枝、生姜各 30g,加水煮沸半小时。

操作方法

1）准备沐足药液:将沐足药液倒入沐足盆中,调节水温(夏天 38~41℃,冬天 41~43℃为宜)。

2）暴露沐足部位,注意保暖。

3）患者双足浸入中药沐足液中,沐足液以浸过双足踝关节为宜,中药沐足时间一般为 15~20 分钟,以全身微微汗出为度。

4）沐足过程中应询问患者的感受,如有灼痛等不适,立即将水温调适。

注意事项

1）糖尿病患者、足部皲裂患者,药液温度要适当降低,慎防烫伤。沐足时水量应该以将双足放入沐足器中时,沐足液以浸过双足踝关节为宜。如果有严重心脑血管疾病、足部炎症、皮肤病、外伤与烫伤、出血性疾病、败血症、对温度感应失去知觉、严重血栓等,则不宜足浴。

2）中药沐足过程中严密观察患者的病情变化。患者出现头晕、乏力、心慌等症状时,立即停止沐足。

（二）儿童治疗方案

儿童新冠病毒感染以发热、咳嗽为主要表现。发热可表现为中高热，但热程较短，伴有咳嗽、咽痛、鼻塞流涕、乏力、纳差、腹胀、腹泻，个别患儿可见神昏抽搐、声嘶喉鸣、喘息气促、唇红皲裂、目赤等。

儿童新冠病毒感染也属中医"疫"病范畴，其核心病机与成人基本一致。主要病因为疫毒之邪，夹风、热、暑、湿、寒等邪气为患，核心病机为疫毒侵肺。临床常见风热夹湿邪外犯，症见发热、干咳少痰、咽痛、咽干、鼻塞、流涕、舌红、苔黄腻、脉浮数；风寒夹湿邪袭表，症见恶寒、发热、头痛、鼻塞、舌淡红、苔白腻；邪气化热入里，则见壮热、口渴、烦躁、恶寒等卫气同病证候；邪盛伤正，或素体不足，则见倦怠乏力、少气懒言之气虚证候。个别患儿疫邪引动肝风，内扰心神，出现神昏抽搐；或热邪入营，气营两燔，出现高热烦渴、面红目赤、皮疹显露、便秘尿赤、舌如杨梅；或热毒攻喉，则声嘶喉鸣。也要警惕极个别患儿热邪枭张，正气不支，出现心气受损，甚至心阳暴脱、阴竭阳脱等危候，常症见面色苍白、手足逆冷、呼吸浅促、额汗不温、虚烦不安或精神萎靡、神情淡漠。

综上所述，儿童新冠病毒感染多为湿毒疫邪夹风、寒、热等邪气为患,以上焦肺卫病变为核心,主要病位在肺,可累及脾、胃、大肠、心、肝等多个脏腑。

参照《新型冠状病毒感染诊疗方案(试行第十版)》、国家中医药管理局《新冠病毒感染者居家中医药干预指引》等,结合国内历次疫情防治的有效临床实践经验,整理以下治疗方案,出现相关症状时,可参照选择对应的药物进行治疗:

1. **发热** 发热是儿童感染新冠病毒的主要症状,部分患儿热峰可达 40℃,热程一般为 2~3 日。

★ 推荐中成药:反复高热者,尤其是既往有热性惊厥病史者,除对症予退热药(退烧药)外,可予羚羊角粉或羚羊角制剂(如羚羊角口服液、羚羊角颗粒、羚珠散等)清热解毒、平肝息风。羚羊角粉:治疗 1~3 日,可改善发热、烦躁、惊厥症状。用法用量:口服。婴幼儿每次 0.15g,每日 1 次;3~7 岁儿童每日 0.3g,每日 1 次,或参照说明书。

★ 日常调护:①加强居室空气流动,注意气温变化,适时增减衣服。②注意休息,避免劳累、熬夜。③适当摄入新鲜蔬菜、水果,饮食多样化,营养均衡。④口服补液:鼓励多喝水。部分儿童进食少,甚至拒食拒饮,容易出现脱水,为保证足够的液体摄入,也可以给予果汁、米汤、口服补液盐等进行补充。

★ 中医特色疗法

（1）中药药浴法：可选用柴胡 30g，青蒿、薄荷各 15g，煎煮后进行药浴，以微微汗出为宜，避免大汗淋漓。高热状态下暂不使用药浴治疗。

（2）推拿疗法：清天河水（图 12），退六腑（图 13），运内八卦（图 14）。

穴位定位与操作手法：天河水位于前臂内侧正中，

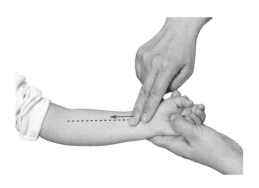

图 12 清天河水

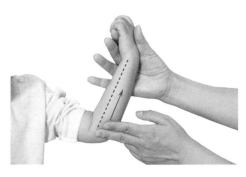

图 13 退六腑

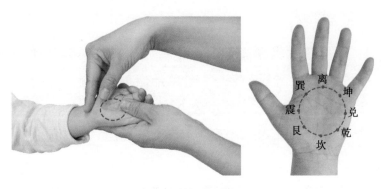

图 14　运内八卦

清天河水视频

退六腑视频

运内八卦视频

自腕横纹至肘横纹呈一直线。操作手法:用食、中二指指腹,从腕横纹直推至肘横纹 300 下。六腑位于前臂尺侧,自肘关节至掌根呈一直线。操作手法:食、中二指指腹,沿前臂尺侧缘从肘关节单向直推至掌根 100 下。内八卦定位:以掌心为圆心,以圆心至中指指根横纹的 2/3 为半径画圆的圆圈。操作手法:用拇指指腹沿内八卦顺时针回环摩动 300 圈。

(3) 食疗法:体弱多病、发热难退的儿童可服用三豆饮(黄豆 15g、黑豆 15g、绿豆 15g)。腹泻患儿可将绿豆改为白扁豆。

方法:将三种豆洗净,用温水浸泡 30~60 分钟,加水 600ml,大火烧开,小火煮至绿豆将要煮开花时,加入冰糖或麦芽糖煮到融化即可,去渣喝水。如果连豆也吃掉会增加肠胃负担,所以"三豆饮"也不建议打成豆浆。如果小朋友舌苔厚、口气臭,大便不通,还可以加入淡豆豉 10g 或白萝卜 50g 一起煮水,可以消食导滞。

还可根据发热的伴随症状,更有针对性地选用中成药及中医特色疗法进行治疗。

(1) 发热伴咳嗽:可选用金振口服液、小儿清肺口服液、小儿咳喘灵口服液、小儿消积止咳口服液、安儿宁颗粒等。

1) 金振口服液:治疗 3~5 日,可有效退热,改善咳嗽、黄痰等症状。用法用量:口服。6个月~1岁每次5ml,每日3次;2~3岁每次10ml,每日2次;4~7岁每次10ml,每日3次;8~14岁每次15ml,每日3次。

2)小儿清肺口服液:治疗3~5日,可改善发热、咳嗽、咳痰、气促等症状。用法用量:口服。每次2支,每日3次;6岁以下每次1支,每日3次。

3)小儿咳喘灵口服液:治疗3~5日,可改善发热、咳嗽、咳痰等症状。用法用量:口服。2岁以内每次5ml,3~4岁每次7.5ml,5~7岁每次10ml,每日3~4次。

4)小儿消积止咳口服液:治疗5日,可改善发热、咳嗽咳痰、腹胀、口臭等症状。用法用量:口服。1岁以内每次5ml,1~2岁每次10ml,3~4岁每次15ml,5岁以上每次20ml,每日3次。

5)安儿宁颗粒:治疗3日,可改善发热、咳嗽咳痰、咽痛等症。用法用量:口服。1岁以内每次1.5g,1~5岁每次3g,5岁以上每次6g,每日3次。

(2)发热伴咽喉肿痛、便秘:可选用芩香清解口服液、小儿豉翘清热颗粒、健儿清解液、馥感啉口服液等。

1)芩香清解口服液:治疗3~5日,可有效退热,改善鼻塞流浊涕、咽痛、便秘等症状。用法用量:口服。6个月~2岁每次5ml,3~6岁每次10ml,7~14岁每次15ml,每日3次。

2) 小儿豉翘清热颗粒:治疗 3~5 日,可缓解发热、鼻塞流涕、咽痛、咳嗽咳痰,改善腹胀、便秘、食欲。用法用量:口服。6 个月~1 岁以内每次 1~2g,1~3 岁每次 2~3g,4~6 岁每次 3~4g,7~9 岁每次 4~5g,10 岁以上每次 6g,每日 3 次。

3) 健儿清解液:治疗 3~5 日,可缓解发热、咳嗽、咽痛、食欲不振、脘腹胀满等症。用法用量:口服。每次 10~15ml,婴儿每次 4ml,5 岁以内每次 8ml,6 岁以上酌加,每日 3 次。

4) 馥感啉口服液:治疗 3 日,可治疗发热、咽痛、咳嗽等症状。用法用量:口服。1 岁以内每次 5ml,每日 3 次;1~3 岁每次 10ml,每日 3 次;4~6 岁每次 10ml,每日 4 次;7~12 岁每次 10ml,每日 5 次。

(3) 发热伴头痛:可选用连花清瘟颗粒、九味双解口服液等。

1) 连花清瘟颗粒:治疗 3 日,可缓解咽痛、头痛、四肢酸痛等症状,缩短退热时间。用法用量:口服。1~2 岁可用 1/3 成人量,即每次 1/3 袋,每日 3 次;3~7 岁可用成人半量,每次半袋,每日 3 次;7 岁以上可参照成人量,每次 1 袋,每日 2~3 次。

2) 九味双解口服液:治疗 3 日,可缓解发热、恶风、头痛、咳嗽、咽痛、便干等症。用法用量:口服。1~2

岁每次 3ml,每日 2 次;3~4 岁每次 5ml,每日 2 次;5~6 岁每次 5ml,每日 3 次;7~9 岁每次 10ml,每日 2 次;13~14 岁每次 20ml,每日 2 次。

(4) 发热伴恶寒、鼻塞流涕:可选用小儿柴桂退热颗粒、小柴胡颗粒、银胡感冒散等。

1) 小儿柴桂退热颗粒:治疗 3 日,可缓解鼻塞流涕,缩短退热时间。用法用量:口服。1 岁以内每次半袋,1~3 岁每次 1 袋,4~6 岁每次 1.5 袋,7~14 岁每次 2 袋,每日 3 次。

2) 小柴胡颗粒:治疗 3 日,可缓解发热、恶寒、口苦咽干、食欲不振、心烦喜呕等症状。用法用量:口服。每次 1~2 袋,每日 3 次。

3) 银胡感冒散:治疗 3 日,可以改善鼻塞、恶寒发热、咳嗽等症状,适用于年龄小或服药困难者。用法用量:外用,每日 1 贴,贴肚脐或大椎穴。

此外,鼻塞流涕明显时可揉擦迎香穴以缓解症状。方法:取迎香穴(位于鼻翼外缘中点旁,鼻唇沟中)。采用擦法操作,左手擦左侧,右侧擦右侧。先擦热双手,握空拳,以两手拇指指尖关节背侧,紧贴于鼻翼两侧,上下摩擦;或以中指指腹上下摩擦。上下 1 次为 1 拍,可做 4 个 8 拍或以发热为度。每日早、晚各做 1 次。

2. **咳嗽**　早期以干咳为主,咳嗽较轻,多饮水,可暂不用药。咳嗽频繁,痰声重浊,可服化痰止咳药物,可拍背以辅助排痰。

★ 推荐中成药:可选用清宣止咳颗粒、急支糖浆、肺力咳合剂等。

清宣止咳颗粒:疗程 3~5 日,可改善发热、咳嗽咳痰、鼻塞流涕等症状。用法用量:口服。1~3 岁每次 1/2 包,4~6 岁每次 3/4 包,7~14 岁每次 1 包,每日 3 次。

急支糖浆:疗程 3~5 日,可改善咳嗽、咽痛症状。用法用量:口服。1 岁以内每次 5ml,1~2 岁每次 7ml,3~6 岁每次 10ml,7~14 岁每次 15ml,每日 3~4 次。

肺力咳合剂:疗程 3~5 日,可改善咳嗽、痰黄症状。用法用量:口服。7 岁以内每次 10ml,7~14 岁每次 15ml,每日 3 次。

★ 日常调护:①保持室内空气新鲜,避免煤气、烟尘、油漆等气味刺激。②饮食不宜寒凉、甜腻、肥甘、辛辣刺激。

★ 中医特色疗法

(1) 耳穴压豆:取穴咽喉、气管、肺、大肠、神门、内分泌等,隔日 1 次,3 次为 1 个疗程。方法:将贴有王不留行籽的耳豆贴敷于相应耳穴并稍加压力,以穴位产生酸麻重胀感为度。贴敷后每日自行按压数次,每次 3~4 分钟。

通过刺激耳穴,达到缓解症状的效果,常用耳穴有支气管、肺、内分泌、神门、枕、脾、胃、大肠、交感等,取穴可参考耳部主要穴位简图(图 15)。

方法:以 75% 医用酒精消毒耳穴处皮肤,用镊子夹

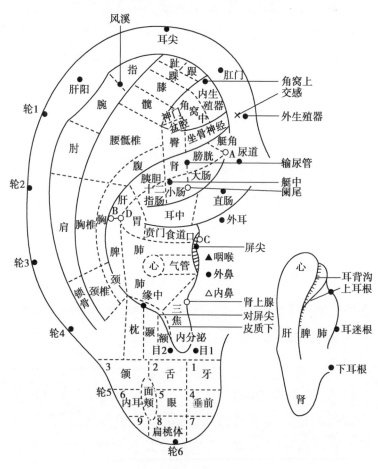

图 15　耳部主要穴位简图

取耳贴 1 粒,置于相应耳穴处,以拇指、食指按揉耳穴,每日 10~12 次,每次 3 分钟,3 日更换一次耳贴,按压力度以产生酸、胀或发热并能耐受为度。

(2) 小儿推拿治疗:揉膻中穴 200 次,揉天突穴、肺俞穴各 100 次。

方法:取穴膻中、天突、肺俞(图 16、图 17)。揉膻中穴(位于两乳头连线中点)200 次,揉天突穴(位于颈部,前正中线上胸骨上窝中央)100 次,揉肺俞穴(位于第 3 胸椎棘突下,后正中线旁开 1.5 寸)100 次,力道轻柔,避免用力过猛,皮肤干燥时可用适量润肤乳。

(3) 拔罐疗法

取穴:大椎、肺俞。

方法:选用硅胶罐操作,每日 1 次或隔日 1 次,拔至局部皮肤潮红、微热为宜。治疗至患者症状缓解为止。

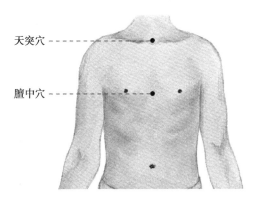

图 16 膻中穴、天突穴

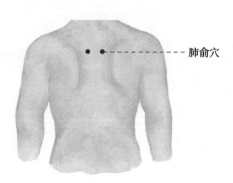

肺俞穴

图 17　肺俞穴

揉膻中穴视频

揉天突穴视频

揉肺俞穴视频

3. 咽痛　年幼儿可表现为拒绝吞咽、哭闹等,年长儿可自诉咽喉疼痛,严重者诉刀割样疼痛。

★ 推荐中成药:可选用蒲地蓝消炎口服液、小儿清咽颗粒、开喉剑喷雾剂(儿童型)等。

(1)蒲地蓝消炎口服液:治疗 3~5 日,可改善咽痛、咽红肿等症状。用法用量:口服。3 岁以内每次 3ml,3~5 岁每次 5ml,6~9 岁每次 7.5ml,10~14 岁每次 10ml,每日 3 次。

(2)小儿清咽颗粒:治疗 3~5 日,可改善咽痛、声嘶等症状。用法用量:口服。1 岁以内每次 3g,1~5 岁每次 6g,5 岁以上每次 9~12g,每日 2~3 次。

(3)开喉剑喷雾剂(儿童型):治疗 3~5 日,可改善咽痛、牙龈肿痛等症状。用法用量:外用。喷患处,每次适量,每日数次。

★ 日常调护:①多饮水,不熬夜,保证充足睡眠。饮食清淡,忌吃煎炸、辛辣刺激的食物。②保持良好的通风环境,天气干燥时可使用空气加湿器。③加强口咽护理,进食后需清水漱口以清洁口腔,也可用淡盐水漱口。

★ 中医特色疗法

指尖放血

取穴:少商(图 18)。

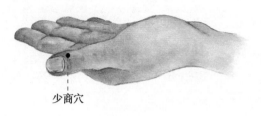

少商穴

图18 少商穴

方法:使用无菌注射器针头在少商穴(位于手部大拇指指甲根外侧)点刺放血,挤出数滴血液即可。

注意事项:有出血性疾病的患者不能应用,体弱和贫血的患者不能应用。操作放血后当注意清洁,防止局部伤口感染。

4. 呕吐、腹泻　部分患儿可出现呕吐、腹泻等胃肠道症状,多为进食后呕吐明显,并见疲倦、乏力、胃纳差。

★ 推荐中成药:可选用藿香正气口服液、保济口服液等。

(1)藿香正气口服液:疗程3~5日,能改善腹泻、呕吐、头痛、胸膈痞闷、脘腹胀痛等消化道症状。用法用量:口服。5岁以下每次5ml,每日3次;5岁以上参照成人用量。

(2)保济口服液:疗程3日,可改善发热、腹痛、腹泻、恶心呕吐等症状。用法用量:口服。5岁以下每次5ml,每日3次;5岁以上参照成人用量。

★ 日常调护：①适当控制饮食，饮食宜清淡，补充口服补液盐以预防脱水，也可予米汤加适量食盐代替，少量多次食用。病情好转后可逐渐恢复粥、面条等易于消化食物。②提倡母乳喂养，幼儿病时不断奶，遵守添加辅食的原则。

★ 中医特色疗法

小儿推拿治疗：呕吐、腹痛，大便不通或大便干结、臭秽者，可顺时针摩腹 3~5 分钟；呕吐、腹痛、腹泻且大便稀烂无臭味者，可逆时针、顺时针摩腹各 3 分钟。

注意事项：上述中成药选择其中一种，按照说明书剂量服用，一般 3~5 日或症状消失即停止用药。因儿童体质特殊，病情变化快，宜在医生指导下用药。如服药后症状无缓解或加重，请及时到正规医疗机构就诊。

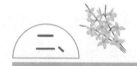

二、

不同人群的中医药预防指引

（一）中医药预防指引

中医药预防的主要原则是"养正气"与"避毒气"。

"养正气"：《黄帝内经》认为"正气存内，邪不可干""邪之所凑，其气必虚"，意思是说充养好正气能够提高抗病能力，减少疾病的发生。平时我们可以从以下几个方面来提升人体的正气，减少染病的风险或缓解感染症状：①舒畅情志，中医认为"恐则气下，惊则气乱"，以平和的心态面对疾病，不焦虑、不恐慌，可通过积极联想、放松训练、听音乐等放松身心。②节制饮食，"五谷为养，五果为助，五畜为益，五菜为充，气味合而服之，以补精益气"，饮食宜清淡、规律、易消化，营养搭配均衡，亦可选用具有和胃化湿功效的藿香、砂仁，具有疏风清热作用的金银花、菊花（图19），具有健脾补肺作用的山药（图20）、莲子（图21）、芡实等制作药膳。③规律作息，做到每日定时安卧，定时起床，按规定的时间段工作，按时吃饭，每天安排规律的娱乐放松活动，每

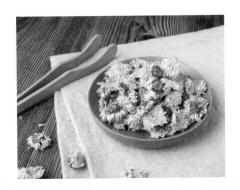

图 19　菊花

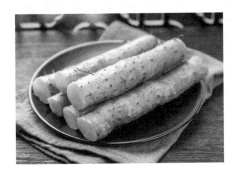

图 20　山药

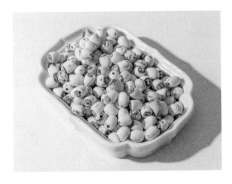

图 21　莲子

过一段时间安排休假等,有助于身心健康,顾护正气。④适当锻炼,以呼吸频率稍微加快,运动后微微汗出为宜。⑤中药预防方,可选用具有扶正、透邪功效的中药,如生黄芪(图22)、桑叶、苍术、菊花、金银花、生甘草等泡水饮用。

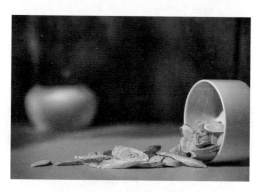

图22 生黄芪

"避毒气":"虚邪贼风,避之有时"。面对传染病,并非只要我们做好保护正气的措施就可以保证不感染、不患病。避其邪气,保其正气是重要的防疫思想和措施。在现代科技条件下,我们拥有比古人更加丰富的"避毒气"方法,具体包括以下几方面:

出门戴好口罩,减少到人流密集的地方。

定期使用75%酒精或含氯消毒水(主要成分一般是次氯酸钠,如84消毒液)擦拭家中地面及家具表面等。对出入时经常接触的公共区域也及时进行消毒,如门把手、楼梯扶手、电梯按钮等。

回家后更换拖鞋、脱外套,对重点部位(如手部)、随身物品(如包或手机)使用 75% 酒精进行消毒。收快递时在门口消毒后放置 10~30 分钟再拿进屋内。

养成良好卫生习惯,勤洗手、勤开窗通风,每日开窗 2~3 次,每次不少于半小时。

如存在密切接触的情况,有感染可能,应该与家人尽量保持隔离,单独使用一个区域,单独就餐,离开隔离区域时应戴口罩,与健康家人接触时保持尽量远的距离(1m 以上),尽量避免和家人接触共同物品,对室内行动轨迹消毒。

检查下水道、烟道是否存在回水、反气现象,关闭中央空调回风,马桶冲水前应盖上马桶盖,尽量减少气溶胶传播。

此外,也可以选择使用含有苍术、藿香等辟秽化浊功效的药物制作的熏香、香囊等。

中药熏蒸能使皮肤毛细血管扩张,促进血液及淋巴液的循环和新陈代谢,能使五脏六腑的"邪气""毒气"通过汗液排出体外,能疏经通络、行气养血,从而达到养生保健、预防及治疗疾病的目的。熏蒸所选用的药物多具有芬芳气味,借助芳香辟秽作用,祛除病邪。

中药熏蒸常选择艾草、苍术等。艾草在传统中医药防疫中有着悠久的应用历史,除了传统艾灸足三里、气海、中脘等常用保健穴位以增强机体免疫外,艾烟熏在防疫中应用也十分广泛。研究表明,艾烟熏对病菌有一定的抑制作用。一般而言,每 $10\sim20m^2$ 房间可用 1 根艾条点燃熏灸,直至艾条全部燃烧完,通常可以每隔 3 天艾烟熏一次,这样可以利用艾烟对空气进行消毒。但在操作中应注意艾烟有一定的刺激性,所以慢性支气管炎、慢性阻塞性肺疾病、哮喘、过敏性鼻炎等患者或有小儿的家庭要慎用。苍术的挥发油中含有黄酮类、苷类、多糖类等多种成分,对细菌、真菌和病毒均有一定的抑制作用。可将中药苍术用 95% 酒精浸泡 24 小时,酒精用量以淹没苍术为准,取其浸泡液,按房间体积 $2ml/m^3$ 倒入弯盘,使其燃烧(需待火焰灭后方可离人),然后开窗通风。研究表明,运用苍术浸泡液消毒,与传统甲醛熏蒸法和紫外线照射消毒效果相当。

中药的预防作用,实际上是根据个人或人群体质的差异,以中药的偏性来纠偏,常常采用具有疏风清热祛湿或扶正健脾功效的药食同源中药。具体预防的中药,需要结合各地的气候、季节和人群特点,以及易感疾病的特点来制订方案,具体可参考各地发布的中医预防方案。

　　增强体质、作息规律是预防疾病的基础,进一步可通过合理饮食、恰当的食疗配合来积极预防疾病。饮食上注意尽量避免油腻及重口味之品,如煎炸、烧烤、辛辣之物,以及海产品、冰咖啡、冰果汁等过于寒凉之品。可以多吃温性的鸡、牛、羊肉,食疗需要结合季节、人群特点,例如冬季凉、燥的地域,食疗可给予适当滋阴、温补,培扶正气,但不宜过度,避免体内郁热。各类人群的食疗可参考以下方案进行:

　　1. **青少年**　青少年形体未充,尚未发育正常,且学业繁重,不善摄生,人员聚集,容易招致外感,相互传染,肺气不足,外邪入侵,容易有鼻塞、流涕、打喷嚏、咽痒、咳嗽、疲倦乏力等不适。出现上述症状,可酌情选用以下药膳服用,既能改善症状,又可补肺益气固表,固好外围,防止外邪入侵。

★ 专属药膳

　　(1) 芪术饮。

　　材料:黄芪 10g,炒白术 10g,桂圆(干品)15g。

　　功效:益气固表健脾。

　　烹制方法:将各物洗净,一起放入锅中,加入适量清水,煎煮约 40 分钟,代茶饮。

　　(2) 猪肺南芪汤。

材料:猪肺 400g,五爪龙 20g,生姜 3~4 片,大枣(去核)2~4 枚,精盐适量。

功效:补益肺气,调和脾胃。

烹制方法:将各物洗净,猪肺洗净,切块备用;上述物放入锅中,加入适量清水约 1 750ml(约 7 碗水量);武火煮沸后改为文火煲 1 小时,再放入适量精盐调味即可。

2. **中年人** 中年人平时工作压力大,饮食不节,容易导致肝气郁滞,脾虚失运。可能出现情绪低落或烦躁,胸闷,习惯性地唉声叹气或胁肋部胀闷不舒,胃胀,时不时会呃逆(打嗝)或反酸,口干,腰酸,颈肩部酸胀等。出现上述症状,可酌情选用以下药膳服用,疏肝理气,健脾和胃,既能改善症状,又可调气机,调脾胃,能增强机体防病能力。

(1)佛手麦芽饮。

材料:佛手 10g,陈皮 3~5g,麦芽 15g。

功效:疏肝理气,温中健脾。

烹制方法:将上述药材,放入锅中,煎煮约 40 分钟,代茶饮。

(2)浮小麦大枣饮。

材料:浮小麦 20g,大枣(去核)3~4 枚。

功效:益气平肝健脾。

烹制方法:将上述药材,放入锅中,煎煮约40分钟,代茶饮。

3. 老年人　老年人,阳气不足,气血阴阳失调,脾胃逐渐虚弱,脏腑功能逐渐衰退,经常觉得腰酸、膝关节疼痛或伴有肢体麻木,或难以入睡,平时比较怕冷,容易感冒,夜尿多,胃口差,大便偏烂或难解等。出现上述症状,可酌情选用以下药膳服用,益气温阳补血,既能改善症状,又可补肺、调脾、固肾,筑起保护人体的屏障,同时固护人体的先后天之本(脾、肾),增强机体的免疫力,使邪气不能乘虚而入。

(1)黄精山药煲牛骨。

材料:牛骨400g,山药(鲜品)100g,酒黄精15g,砂仁5g,精盐适量。

功效:补气健脾,润肺益肾。

烹制方法:将各物洗净,山药削皮,切块备用;牛骨洗净,放入沸水中焯水;上述物放入锅中,加入适量清水约1 750ml(约7碗水量);武火煮沸后改为文火煲1.5小时,再放入砂仁煮约5分钟,再放入适量精盐调味即可。

(2)虫草花毛桃煲鸡。

材料:母鸡半只,猪瘦肉250g,虫草花(干品)20g,五指毛桃50g,生姜2~3片、精盐适量。

功效:健脾补肺,强身健体。

烹制方法:将各物洗净,虫草花洗净后热水泡开备用;鸡肉洗净,切块放入沸水中焯水备用,猪瘦肉洗净,切块备用;上述物放入锅中,加入适量清水约1 750ml(约7碗水量);武火煮沸后改为文火煲1.5小时,再放入适量精盐调味即可。

4. 饮酒及肥胖人群　脾胃运化失常则生内湿,气候潮湿(有寒湿、湿热之分)则使人体易遭外湿侵袭,内外交困,导致脾虚痰湿偏盛,肢体倦怠,疲乏无力,头身困重,腹胀,或关节疼痛,胃口差,口黏或甜,或伴口臭,大便稀溏,舌苔白厚或黄厚等。出现上述症状,可酌情选用以下药膳服用,健脾胃且化湿,解酒毒,消食滞。脾胃健则正气足,机体免疫力增强,可减少疾病的发生。

(1) 醒脾化湿饮。

材料:广藿香15g,薏苡仁20g,山楂15g,陈皮3~5g。

功效:醒脾化湿,消食滞。

烹制方法:将各物洗净,一起放入锅中,加入适量清水,煎煮约40分钟,代茶饮。

(2) 鲫鱼冬瓜汤。

材料:鲫鱼1~2条,冬瓜150g,黄芪15g,陈皮

5g,生姜 3~4 片,食用油、精盐适量。

功效:益气健脾,利水化湿。

烹制方法:鲫鱼宰净,去内脏,置油锅慢火煎至两面微黄;冬瓜不去皮,洗净,切块;黄芪、陈皮洗净,稍浸泡;上述食材一起放进瓦煲内,加入清水 1 500ml(约 6 碗水量),武火煲沸后,改为文火煲 1 个小时,调入适量食盐即可。

5. **吸烟及熬夜人群** 烟毒耗损肺液,熬夜耗伤肝血,两者均易导致阴虚火旺。干咳,少痰,咽喉不适,频繁清嗓,口干,眼睛干涩,进食辛热食物易口腔溃疡,大便偏干等。出现上述症状,可酌情选用以下药膳服用,养阴生津,降虚火,既能改善症状,又可调和阴阳,使机体免疫力得以提高。

(1) 玄参桔麦饮。

材料:玄参 10g,麦冬 10g,乌梅 15g,桔梗 10g。

功效:滋阴降火利咽。

烹制方法:将上述药材,放入锅中,煎煮约 40 分钟,代茶饮。

(2) 石斛炖甲鱼。

材料:甲鱼 1 只,猪瘦肉 150g,山药(鲜品)100g,石斛 5~10g,陈皮 5g,生姜 2~3 片,精盐适量。

功效:滋阴补肾,健脾润肺。

烹制方法:将各物洗净,甲鱼切小块、焯水;将上述食物和药材放入炖盅,加入适量清水约 1 000ml (约 4 碗水量);隔水炖约 2 小时,再放入适量精盐调味即可。

(二) 生活起居

1. 青少年及中老年人人群或患有基础疾病或处于亚健康人群一定要注意保暖,尤其是头颈部及足部,防止受风受寒,也可以佩戴帽子、围巾等,同时要正确规范佩戴口罩,尽量避免到人群聚集场所。

2. 保持居住房间通风,建议每天通风至少 2 次,每次通风时间 20~30 分钟,且应根据当地气候特点,把握好开窗通风的最佳时机,如北方地区冬季寒冷,开窗通风时间不宜过早,以免受风受寒加重病情。

3. 充分利用午后时间,多晒太阳,吸收自然界阳气,若天气寒冷,可以在家选择采光较好的房间晒太阳。

4. 尽量早点睡觉,建议 23 点前就寝,临睡前切勿过度使用电子产品,利用午休时间睡午觉,午觉时间不宜过长。

5. 每周至少锻炼身体 2 次,每次时间 0.5~1 小时,选择适合自己的锻炼方式来运动,若素体虚弱或有基础疾病者,以低、中强度运动为主。

(三) 中医药特色疗法

1. 艾灸

穴位选择:足三里、关元、气海(图 23)等。

功效:健脾益胃,补肾益精。

用法:艾炷灸 5~10 壮;或艾条灸 15~30 分钟。

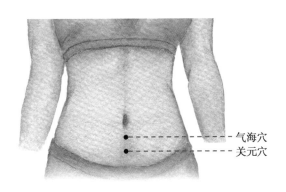

气海穴

关元穴

图 23　关元、气海穴

2. 导引功法锻炼

导引功法锻炼:八段锦、五禽戏、二十四节气导引养生法等。

功效:疏通经络,强身健体。

用法:每天 3~4 次,每次约 30 分钟,注意以舒适为度,量力而行。可扫描后文的二维码观看:

（1）八段锦：连同预备式、收势共十式，共有八个主要动作。两手托天理三焦，左右开弓似射雕；调理脾胃须单举，五劳七伤往后瞧；摇头摆尾去心火，两手攀足固肾腰；攒拳怒目增气力，背后七颠百病消（图24）。

（2）五禽戏：具体包括起势调息、虎戏、鹿戏、熊戏、猿戏、鸟戏，共六大模块，具体又有虎举、虎扑、鹿抵、鹿奔、熊运、熊晃、猿提、猿摘、鸟伸、鸟飞，共十个动作（图25）。

（3）二十四节气导引养生法：一个节气一套动作，一年共24套动作，可以重点习练所处节气或季节的导引法，起到顺时养生，调节脏腑功能，促进人与自然和谐的作用。该导引法已入选第五批国家级非物质

八段锦教学视频

八段锦演示视频

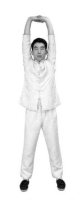

两手托天理三焦

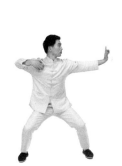

左右开弓似射雕

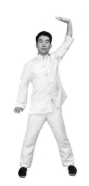

调理脾胃须单举

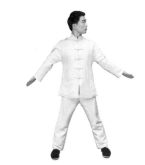

五劳七伤往后瞧

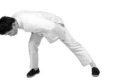

摇头摆尾去心火

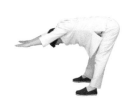

两手攀足固肾腰

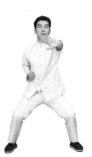

攒拳怒目增气力

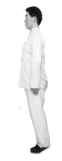

背后七颠百病消

图24 八段锦

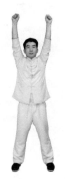
虎戏之虎举

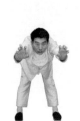
虎戏之虎扑

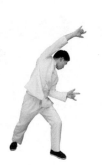
鹿戏之鹿抵

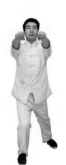
鹿戏之鹿奔

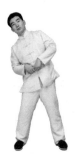
熊戏之熊晃

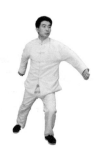
熊戏之熊运

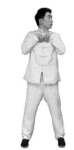
猿戏之猿提

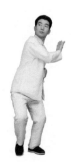
猿戏之猿摘

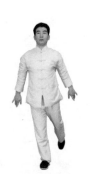
鸟戏之鸟伸

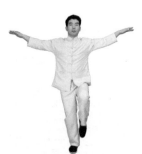
鸟戏之鸟飞

图 25　五禽戏

五禽戏教学视频

五禽戏演示视频

文化遗产代表性项目名录。导引动作分别为：立春叠掌按髀式，雨水昂头望月式，惊蛰握固炼气式，春分排山推掌式，清明开弓射箭式，谷雨托掌须弥式，立夏足运太极式，小满单臂托举式，芒种掌托天门式，夏至手足争力式，小暑翘足舒筋式，大暑踞地虎视式，立秋缩身拱背式，处暑反捶背脊式，白露正身旋脊式，秋分掩耳侧倾式，寒露托掌观天式，霜降两手攀足式，立冬挽肘侧推式，小雪蛇行蛹动式，大雪活步通臂式，冬至升嘶降嘿式，小寒只手擎天式，大寒单腿地支式(图26)。

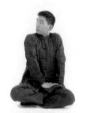

立春叠掌按脾式

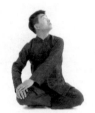

雨水昂头望月式

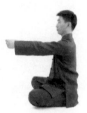

惊蛰握固炼气式

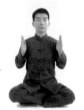

春分排山推掌式

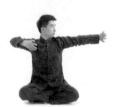

清明开弓射箭式

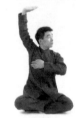

谷雨托掌须弥式

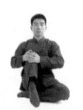

立夏足运太极式

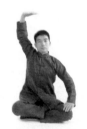

小满单臂托举式

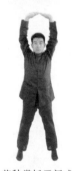

芒种掌托天门式

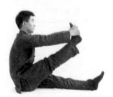

夏至手足争力式

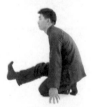

小暑翘足舒筋式

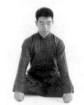

大暑踞地虎视式

图 26　二十四节气导引养生法

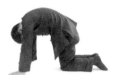

立秋缩身拱背式

处暑反捶背脊式

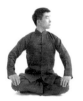

白露正身旋脊式

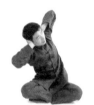

秋分掩耳侧倾式

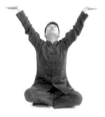

寒露托掌观天式

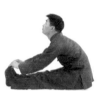

霜降两手攀足式

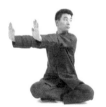

立冬挽肘侧推式

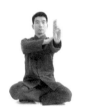

小雪蛇行蛹动式

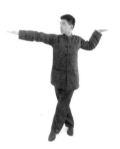

大雪活步通臂式

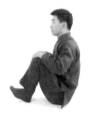

冬至升嘶降嘿式

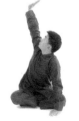

小寒只手擎天式

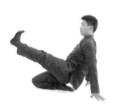

大寒单腿地支式

图 26（续）

二十四节气导引养生法教学视频

二十四节气导引养生法演示视频

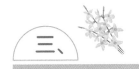

三、

新冠病毒感染的中医药康复指引

(一) 恢复期常见症状中医药治疗

1. 新冠病毒感染恢复期的常见症状 伴随新冠病毒感染致病病毒毒株的变异和弱化,其导致的各种临床表现和严重程度随之产生一定变化。具体而言,原始株引起的肺部感染和呼吸障碍已经逐渐减退,奥密克戎毒株流行期间,主要表现为发热、头痛、乏力、咽痛、咳嗽等上呼吸道症状以及恶心、呕吐、腹泻等消化道不适。尽管如此,自新冠病毒感染大暴发以来,越来越多的观察性数据提示,新冠病毒感染者在康复阶段仍然可能存在各种各样的症状,称为"长COVID(long COVID)"或"COVID后状态(post-COVID condition)"。这些恢复期的临床表现,部分为新冠病毒感染所特有,但大部分与其他病毒性疾病或者危重疾病恢复期表现类似,并且随着毒株的弱化及人群中疫苗接种率的提高,恢复期的持续性症状也在日益减少或减轻。

目前新冠病毒感染常见的后遗症状主要有：①神经或心理精神症状：疲劳、头痛、失眠、焦虑、抑郁、创伤后应激障碍(PTSD)和癫痫持续状态。②呼吸系统症状：呼吸困难、胸闷。③循环系统症状：高血压、心悸。④口腔和感觉症状：持续性唾液腺扩张，嗅觉和味觉功能障碍，以及大舌症。⑤皮肤和头发症状：脱发。⑥血液系统：全血细胞减少和中性粒细胞减少。

2. 新冠病毒感染恢复期中医总体认识和干预策略

中医认为，新冠后状态的基本病机是余邪未尽、"伏毒"内生、正虚邪恋三个方面。这三种病机除了与疫毒毒力相关，亦和患者体质有着密切关系，具体表现为一些中老年患者在感染新冠病毒之前已经有高血压、糖尿病、冠心病等病史，其呼吸系统、运动系统、心血管系统等可能存在生理障碍。治愈后的部分中老年群体由于自身正气不足、年老体虚的原因，在出院后身体各方面能力很难迅速恢复到健康状态。

在病情发展期，正邪交争，中医治疗当以祛邪为第一要义，伴随着治疗进程，邪气渐去，进入恢复期阶段，其病机、病位等同样会发生相应的变化。此时的病势多为邪去正虚，轻型或中型患者通过适当休养，阴阳自和，疾病可以向愈；重型或危重型患者，加之基础疾病多，各种复杂病机、多种治疗等因素叠加，虽大邪渐去，但体内余邪往往未能尽除,正气耗伤,此时若肆意进补,则所补之"正"容易化为邪实,正如《医学源流论》所言:"欲攻邪则碍正,欲扶正则助邪。"因此要持续关注平衡补虚与祛邪间的关系,当以平为期,切忌过用或不及。

面对新冠病毒感染出现的一系列后遗症状,如乏力、咳嗽、气短、纳呆、失眠、低热、盗汗、便秘或腹泻、胸闷、心悸、慢性出血、感觉障碍、运动障碍等,西医治疗方法较为有限,而中医辨证论治具有很大优势。因此新冠病毒感染期若能及时采用合理的中医防治方法,能够改善体质,缩短核酸检测结果转阴的时间,减轻后遗症状对生活质量的影响,最终恢复健康状态。

新冠病毒感染恢复期治疗的主要目标为改善临床症状,提高机体免疫,着重减缓感染者躯体与心理方面的各种不适。基于对新冠病毒感染的后遗症的认识,治疗上推荐使用中医药的方法进行干预治疗,通过辨证论治,选用不同的治法方药,减轻患者所苦。在日常生活中也可借助艾灸、耳穴压豆、饮食调节、调畅情志等方法综合治疗新冠后状态出现的症状。

中医认为新冠病毒感染恢复期邪气已去,但正气尚不足;或正气渐复,但邪气尚有残留,正邪交争;或重者脏腑虚损,气血失畅。因此恢复期应注重保护正气、益气养血、健脾补肾。临证要首先及时辨清疾病的类型、状态和缓急,抓住主要症状,确定中医康复策略。在中医康复方案的选用上,注重突出症状的针对性治疗及机体整体状态的调整,从而促进新冠病毒感染后的整体康复。

在新冠病毒感染恢复期时,应当做好"瘥后防复"。明代医学家吴又可在《温疫论》中指出"疫邪已退,脉证俱平,但元气未复,或因梳洗沐浴,或因多言妄动,遂致发热,前证复起,惟脉不沉实为辨,此为劳复",又提出了"食复""自复"。有力避免"三复"有助于防止病情反复,促进身体的康复。

(1)劳复:劳复指的是病情向好、热邪退散之后,因为过度劳累而导致病情复发,出现发热、咳嗽等症状。中医认为劳复属于余热未净,因正气骤虚而邪气转盛,尤其应当注意作息规律、运动适当、不妄作劳,促进自身正气的恢复。

(2)食复:食复指的是热病后期,余热将净,而不慎多食,或偏食肥甘厚味、辛辣刺激的食物,导致余热与积食相搏,阻滞胃气的和降,导致热邪再次炽盛,出现发热、咽痛、便秘等。中医认为热病后期,尤其应当注意清淡饮食,减轻脾胃消化的负担,同时可以配合食疗来促进恢复,如冬瓜、丝瓜、薏苡仁、红豆、绿豆、山药、莲子、银耳等。

（3）自复：自复指的是外感热病即将向愈，而突然出现的热邪炽盛，表现为发热等症状加重，多是由于外感热邪内伏而不净，应当坚持使用之前的中医药治疗手段，不应过早结束治疗，同时配合饮食调摄、作息调节，防止病情再次反复。

3. 新冠病毒感染者恢复期常见症状针对性的治疗方案

新冠病毒感染者恢复期常见症状，参考了北京市卫生健康委员会印发的《新型冠状病毒感染者恢复期健康管理专家指引（第一版）》，并结合刘清泉教授和张忠德教授团队近 3 年来在抗击新冠病毒感染的临床实践中积累的食养及中医特色康复模式等经验来进行介绍。

★ 适应人群

根据《新型冠状病毒肺炎诊疗方案（试行第九版）》及专家建议，当新冠病毒感染者满足以下标准中任意一条且其他症状明显好转时，即已进入恢复期：①连续两次核酸检测阴性，Ct 值均≥35；②连续 3 天开展抗原检测结果均为阴性；③居家隔离满 7 天，在未使用退烧药的情况下，发热症状消退超过 24 小时。

★ 恢复期常见症状和食养康复建议

根据世界卫生组织《新冠肺炎个人康复指南》，结合临床观察和人群调查,新冠病毒感染者恢复期人群目前主要存在以下健康问题:呼吸急促(气短)、咳嗽、疲倦乏力、焦虑、失眠、疼痛、心悸、吞咽问题、嗅觉和味觉问题等。现就相关问题建议如下:

(1) 呼吸急促(气短):新冠病毒感染后出现呼吸急促(气短)较常见。

1) 对呼吸急促问题的建议

① 可以尝试各种缓解呼吸急促的体位,以确定哪一种有效。a. 俯卧位:腹部朝下躺平(俯卧)可以帮助缓解呼吸急促;b. 前倾坐位:坐在一张桌子旁边,腰部以上前倾,头颈趴在桌面的枕头上,手臂放置于桌子上,或者坐在椅子上,身体前倾,手臂放置于膝盖或椅子扶手上;c. 前倾立位:立位下,身体前倾,伏于窗台或者其他稳定的支撑面上;d. 背部倚靠立位:背靠墙壁,双手置于身体两侧,双足距墙约 30cm,两腿分开。

② 若出现以下情况需要及时就诊:a. 轻微活动后即出现非常明显的气短,采用任何缓解呼吸急促的姿势后都无法改善;b. 静止时呼吸急促程度发生改变,且采取对症处理后都无法改善;c. 在某些姿势、活动或锻炼期间感到胸痛、心跳加速或头晕;d. 出现手臂和腿部的无力,尤其是在一侧肢体出现。

2) 对症食养

① 白果瘦肉粥

材料:大米100g,猪瘦肉50g,白果10g,生姜2~4片,精盐适量。

功效:补中益气,降气平喘。

制法:先将水煮开后加入大米、生姜煮30分钟,然后加入白果、猪瘦肉丁,煮至米熟烂,最后加入适量精盐,调味起锅。

适用于:呼吸困难(气短),伴有气喘,活动后加重或不得平卧等。

② 核桃猪肺汤

材料:猪肺1副,核桃仁30g,白萝卜150g,生姜2~4片,食用油、精盐适量。

功效:补肺平喘,行气消滞。

制法:猪肺注水充满肺叶,再挤压两侧肺叶排出废水,反复数次直至废水变清、猪肺变白显半透明状,切大块;炒锅内放入猪肺,不放油大火翻炒,炒至猪肺收缩成小块;白萝卜切小块,与上述食材一起放入锅中,加适量清水,大火煮开后转小火煎煮30分钟,放入适量精盐调味即可。

适用于:呼吸困难(气短),伴有腹胀。

(2)咳嗽:咳嗽是机体重要的防御性反射,有利于清除呼吸道分泌物和有害因子,也是新冠病毒感染者在恢复期常见的症状,多数为干咳、呛咳、阵咳、夜咳、气道过敏,咳而上气,喉中水鸣声,白痰或无痰,咽痒不适等。

1) 对咳嗽问题的建议

① 冬春季节,咳嗽期间做好头颈部及足底的保暖,外出可以佩戴帽子、围巾等,在家中最好穿袜子,注意足部保暖。

② 可选择纯棉材质的保暖衣物、保暖袜,起床时要披上长袍睡衣,且咳嗽期间不要穿低领衣物(如一字领、V 字领等),避免受寒。

③ 若咳嗽以夜间为重,多数以寒咳为主,可以用炒热的生姜片擦天突穴,同时注意洗完头发后一定要用吹风机热风吹干,并用热风多吹一下颈部,可以很好地祛寒止咳。

2) 对症食养

① 白萝卜蜂蜜水

材料:洗净的白萝卜 1 个,蜂蜜 30g,白胡椒 5 粒。

功效:发汗散寒,止咳化痰。

制法:净白萝卜切片,入锅,加白胡椒,加水煮沸,续煮 15 分钟,加入蜂蜜,关火。

适用于:风寒咳嗽。

② 马蹄甘蔗瘦肉汤。

材料:马蹄(去皮)200g,甘蔗500g,瘦肉250g。

功效:润肺止咳。

制法:将马蹄一切为二,甘蔗沿中轴切开,瘦肉切小块。先烧开水,将瘦肉焯水2分钟后捞出。将所有食材放入炖锅,加水适量,煮开后小火炖1小时。

适用于:干咳、口咽干燥、无痰或少痰。

③ 蒸橙子

配方:新鲜橙子1个。

功效:止咳利咽。

制法:新鲜橙子在中上1/4处切下橙盖,偏寒体质加生姜2片,偏热体质加雪梨适量,盖上橙盖冷水上锅蒸15分钟。

适用于:干咳、咽干等。

④ 陈皮杏仁饮

材料:太子参15g,陈皮(图27)5g,杏仁10g。

功效:补肺健脾,降气化痰止咳。

制法:将太子参、陈皮、杏仁放入锅中,加入适量清水,煎煮约30分钟。

适用于:肺脾两虚咳嗽,有痰色白等。

(3)疲倦乏力:多数新冠病毒感染者会感到疲倦乏力,有可能休息后亦不能明显缓解,这是新冠病毒感染

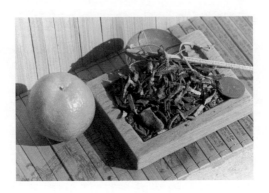

图 27　陈皮

恢复期常见的症状之一。

　　1) 对疲倦乏力问题的建议

　　① 要多注意休息,保持日常生活规律有节,饮食要合理,鱼、肉、蛋类合理搭配,若伴有胃纳差等,可以采取少食多餐的方法。

　　② 药膳方面可以选择补气的药材作为药膳的首选,如党参、太子参、黄芪、五指毛桃、西洋参等,配合陈皮、山药、砂仁等健脾之品,要做到补而不燥,不要盲目、过量进补,以免影响脾胃正常的运转。

　　③ 在力所能及的情况下,适当运动,不能长期卧床,若过于疲倦乏力时,可以练坐位太极拳,打坐,按揉百会、中脘、足三里等穴位补气温阳,健脾化湿。

　　④ 疲倦乏力若伴有呼吸困难(气短)不能缓解,且症状加重,应在家属陪同下及时前往医院就医。

2) 对症食养

① 五指毛桃煲鸡汤

材料:鸡肉 350g,五指毛桃 50g,茯苓 15g,山药(干品)20g,生姜 2~5 片,大枣(去核)2~4 枚,精盐适量。

功效:补中益气,健脾化湿。

制法:将诸物洗净,鸡肉切块放入沸水中焯水备用;上述食材一起放入锅中,加适量清水,武火煮沸后改为文火煲 1 小时,放入适量精盐即可。

适用于:处于新冠病毒感染恢复期的患者,脾胃虚弱而出现疲倦乏力、胃口差等。

② 西洋参炖瘦肉

材料:猪瘦肉 200g,西洋参 15g,生姜 2~4 片,精盐适量。

功效:补气养阴生津。

制法:将上述食材洗净,猪瘦肉切块,与西洋参、生姜一起放入炖盅,加入适量清水,隔水炖约 2 小时,放入适量精盐即可。

适用于:处于新冠病毒感染恢复期的患者,气阴两虚而出现疲倦乏力、口干咽干等症。

③ 黄芪陈皮饮

材料:黄芪 15g,陈皮 5g,大枣(去核)2~4 枚。

功效:补肺固表健脾。

制法:将上述药材放入锅中,加适量清水煎煮约30分钟即可代茶饮。

适用于:疲倦乏力,平素容易患感冒、咳嗽等。

(4)焦虑、失眠:新冠病毒感染者恢复过程中可能出现紧张、焦虑、入睡困难、睡眠时间短、眠浅、多梦等症状。

1)对失眠问题的建议

① 保持有规律的入睡和起床时间。尽量不要熬夜,最好23时之前入睡,且宜午后多晒太阳,吸收自然界阳气,建议午睡时间不要过长,尤其是长期失眠患者午睡时间应控制在30分钟以内。

② 临睡前1小时停止使用手机和平板电脑等电子产品,以免大脑一直处于兴奋状态,难以入睡。

③ 尽可能减少尼古丁(如吸烟)、咖啡因和酒精的摄入。

④ 灵活掌握入睡的放松技巧,如冥想、正念减压疗法、意念、热水泡脚、芳香疗法、太极、瑜伽和音乐等。

2)对症食养

① 茯神粥

材料:大米100g,茯神15g,浮小麦15g。

功能:益气除烦,宁心安神。

制法:将茯神、浮小麦装入纱布袋中,与大米一同放入锅中,加适量清水,熬煮至米烂粥成即可。

适用于:焦虑、失眠。

② 珍珠母安神茶

材料:珍珠母 20g,茉莉花 10g。

功能:疏肝理气,重镇安神。

制法:珍珠母放入锅中煎煮约 1 小时,再放入茉莉花浸泡 5~10 分钟。

适用于:心悸、焦虑、失眠、多梦等。

③ 灯心竹叶茶

材料:灯心草 3g,淡竹叶 5g,麦芽 15g。

功能:安神定志,清心镇惊。

制法:将以上原料放入锅中,加适量清水,水开后用中小火煮 15 分钟,取出汤汁,代茶饮。

适用于:焦虑,失眠,伴有烦躁等。

(5)疼痛:新冠病毒感染及恢复的过程中,多会出现骨关节疼痛、肌肉酸痛、咽痛等疼痛表现。

1)对疼痛的建议

① 对关节痛、肌肉酸痛的建议:可以随餐服用对乙酰氨基酚或布洛芬等镇痛药,中药疏风解毒胶囊和六神丸也有一定疗效。

② 对咽痛的建议

A. 可以使用金喉健喷雾剂、华素片、西瓜霜含片、复方熊胆薄荷含片等药物治疗。

B. 可使用盐水漱口,如将 7.5g 食盐溶解在 250ml 温水中,每隔 3 小时漱口一次。

C. 可以使用中草药漱口,如金线莲 5g,或桔梗 5g、生甘草 5g、板蓝根 5g,用 100ml 水煮沸 5 分钟,放凉后漱口。

2) 对症食养

① 关节、肌肉酸痛

A. 葱姜红糖饮

材料:葱白 30g,生姜 15~20g,红糖适量。

制法:葱白切小段,生姜切丝,加红糖,再煎煮片刻即可。

功效:发汗解表,宣肺散寒。

B. 解表粥

材料:大米 50g,带根须鲜葱白 4~6 根,生姜 5 片,陈醋适量。

制法:先将水烧开后加入大米、生姜煮 30 分钟,然后加入葱白,煮至米熟烂,最后加入陈醋 5~10ml 搅匀,调味起锅。

功效:解表散寒,益气和中。

C. 疏风解表茶

材料:白茶 3g,带皮生姜 3 片,陈皮 3g,鲜柠檬 1~2 片。

制法:将白茶、生姜、陈皮煮 10 分钟,然后放入柠檬片,代茶热饮,必要时可以复煮一次续饮。

功效:疏风和胃解表。

适用于:恶寒伴有肌肉酸痛,并有鼻塞流涕、胃脘部不适等。

② 咽痛

A. 蜜橘饮

材料:咸柑橘 2~4 粒,新鲜柠檬汁少许,蜂蜜少许。

制法:将咸柑橘捣碎,沸水泡后加入柠檬汁与蜂蜜,分次饮用。

功效:清咽利嗓。

适用于:咽痛伴有咽干、口干或频繁清嗓。

B. 马蹄甘蔗饮

材料:马蹄(去皮)100g,甘蔗 250g,胡萝卜 300g,生姜 3 片。

制法:马蹄、甘蔗、胡萝卜切块,加适量水煮 30 分钟。

功效:生津润燥。

适用于:咽痛伴有咽干等。

C. 花椒蒸梨

材料:雪梨 1 个,花椒 15 粒。

功效:生津润燥,清热化痰。

制法:取雪梨 1 个,把雪梨从上 1/3 处切开,掏出梨心,用筷子在梨肉上扎一些小孔,放入 15 粒花椒,加适量清水,盖回梨的上部,把雪梨放入到炖盅里,罐内加水没过梨,隔水慢炖 1 小时,挑去花椒,吃梨喝汤。

适用于:少许咽痛伴有声嘶、咽痒、干咳等。

(6) 心悸:感染新冠病毒恢复过程中可能出现心慌、心悸等症状。

1) 对心悸的建议

① 入睡和起床时间有规律,尽量不要熬夜,最好在 23 时之前入睡。

② 运动康复应该量力而为,从简单、负担小的运动开始,初始运动量最好不要超过感染前运动量的 1/3。

③ 不饮用大量浓茶或咖啡,不摄入含酒精饮料。

④ 放松心情,不要过分担心,避免思虑过多。

⑤ 如果合并胸闷胸痛、头晕明显、视物模糊或黑矇、意识不清、低血压等症状表现,或心悸症状持续加重,或心跳持续处于每分钟 100 次以上或者每分钟 60 次以下,或伴有持续的不规律搏动时,应该及时到医院就诊。既往有心血管相关基础病的患者尤其应该注

意,青壮年和儿童也有可能出现这种情况,也应该引起重视。

2）对症食养

① 西洋参圆肉饮

材料:西洋参 15g,桂圆肉 15g,大枣(去核)4 枚。

制法:将西洋参、桂圆肉、大枣加适量水煮 30 分钟。

功效:补气养血宁心。

适用于:心悸伴有乏力、纳差等。

② 生脉饮

材料:红参 5g,麦冬 15g,五味子 10g,冰糖适量。

制法:红参、麦冬、五味子放入锅中,加适量水煮 30 分钟,再加入冰糖煮片刻即可。

功效:益气养阴生津。

适用于:心悸伴有气短、自汗等。

（7）吞咽问题:有部分感染者恢复期遗留吞咽问题,尤其是在医院行气管插管后的患者,气管导管可能会引起瘀伤以及喉咙、声门肿胀,或者吞咽相关肌肉损伤无力,都会导致吞咽问题的发生。

1）对吞咽问题的建议

① 进食时保持身体坐直,饭后保持直立至少 30 分钟。

② 吞咽困难较严重时建议食用质地改良的食物

和/或增稠的液体来降低肺炎的发生风险,并且选择容易吞咽、体积较小的食物。

③ 进食时要注意力集中,避免在吃饭或者喝水时说话,以免出现咳嗽或呛噎。

④ 确保口腔内没有食物后再吃或喝下一口。

⑤ 勤刷牙漱口,保持口腔清洁。

⑥ 容易吞咽的食物特征如下:柔软、密度及性状均一;有适当的黏性、不易松散;易于咀嚼,通过咽及食管时容易变形;不易在黏膜上滞留。要注意选择营养丰富的食物,尽量多元化,避免因为吞咽困难导致营养不良。

⑦ 在恢复前最好能够戒烟、戒酒及其他辛辣刺激食品,如辣椒、花椒等;忌食膏粱厚味、荤腥、油煎炙烤及硬固食物。

2) 对症食养

① 山药芡实糊

材料:芡实50g,山药(鲜品)50g,大米50g,小米30g,蜂蜜适量。

功能:健脾开胃除湿。

治法:芡实、大米、小米提前用水浸泡,山药去皮切块,所有材料放入豆浆机或榨汁机煮熟搅碎,成稀糊状,调入蜂蜜即可。

适用于:吞咽困难,胃口差,营养不良。

② **珠玉二宝粥**

材料:山药(干品)20g,薏苡仁(薏米)20g,柿霜24g。

功能:滋养脾肺生津。

治法:将山药、薏米捣成粗渣,下锅煮至烂熟,然后将柿霜调入,若没有柿霜,亦可将结霜的柿饼切碎,与山药、薏米同煮至烂熟。

适用于:吞咽困难,食欲低下。

(8) 嗅觉、味觉减退:在新冠病毒感染后,大多数患者会有嗅觉、味觉减退,能够随着病情的缓解逐渐恢复。如果新冠病毒感染后的嗅觉、味觉恢复缓慢,建议进行以下尝试:

1) 对嗅觉味觉下降的建议

① 每天刷牙 2 次,确保口腔卫生。

② 进行嗅觉训练,包括每天闻柠檬、玫瑰、丁香等,每天 2 次,每次 20 秒。

③ 结合个人肠胃情况,试着在食物中添加香料,比如辣椒、柠檬汁等。

④ 穴位按压:按摩迎香穴缓解嗅觉下降、按摩廉泉穴缓解味觉下降,用食指的指腹点按或旋转按揉穴位,每次 3~5 分钟。

2）对症食养

① 味觉减退

A. 紫苏生姜粥

材料：瘦肉末50g,大米50g,紫苏叶10g,生姜丝5g,食用油、精盐适量。

制法：大米加水煮30分钟,把用油、盐腌制过的瘦肉末,同紫苏叶、姜丝一起放入煮2分钟即可。

功效：健脾化湿开胃。

适用于：食欲不振、味觉减退等。

B. 砂仁苍术饮

材料：砂仁(打碎)5g,苍术15g,陈皮3g。

制法：将苍术、陈皮放入锅中,加适量清水,煎煮约30分钟,再放入打碎的砂仁,煎煮15分钟即可。

功效：健脾化湿理气。

适用于：食欲不振、味觉减退、胃脘部不适、肢体困重。

C. 麦芽山楂饮

材料：焦山楂、焦麦芽各15g,广藿香(图28)10g。

制法：焦山楂、焦麦芽一起放入锅中,加入适量清水,煮15分钟后,加入广藿香继续煎煮15分钟即可。

功效：健脾消食,和胃化湿。

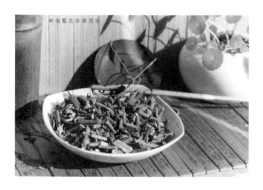

图28　广藿香

适用于：食欲不振、消化不良、味觉减退等。

② 嗅觉减退

A. 黄芪白芷饮

材料：黄芪 10g，白芷 5g，干姜 5~10g。

制法：将以上原料放入锅中，加适量清水，水开后用小火煮 30 分钟，取出汤汁。

功效：益气通窍，温中散寒。

适用于：嗅觉减退、鼻塞、伴有打喷嚏等。

B. 太子参白芷煲瘦肉

材料：猪瘦肉 450g，太子参 15g，白芷 5g，生姜 3~4 片，精盐适量。

制法：将以上食材放入锅中，加清水 1 750ml 左右（约 7 碗量），武火烧沸后，再用文火煲 1.5 小时，放入少许精盐调味后即可服用。

功效:补气固本,散寒通窍。

适用于:嗅觉减退、鼻塞流涕、打喷嚏等。

(二)中医药特色疗法

1. 生活起居

(1)恢复期要注意保暖,尤其是素体虚弱或者患有基础疾病的人群,以及孕妇、儿童等特殊人群,应根据气候变化随时加减衣物,一早一晚外出可佩戴帽子或围巾。

(2)保持居住房间通风,最好能形成空气对流,每日通风至少2次,每次通风20~30分钟为宜。通风换气时应避免冷空气直吹,早晨气温低时不宜过早开窗通风;要勤晒被子、勤洗被罩等。

(3)作息要规律,不宜熬夜,尤其是进入恢复期2~3周期间,要充分休息;运动方面要把握好一个原则——"适度不劳累",根据自身情况循序渐进,也可以简单地拉伸或练八段锦、五禽戏、太极拳等功法。

(4)多喝温开水,饮食宜清淡、易消化,避免吃油腻、辛辣、煎炸、寒凉之品;若退热后出现口干、咽干,可以使用甘草荷叶水或金银花泡水等漱口,每日三餐前后及睡前均可使用;中医药膳方面可以选择太子参、党参、黄芪、五指毛桃等补肺气之品及陈皮、砂仁、山药、芡实、茯苓等健脾之品。

(5) 中老年人、体弱多病之人,易出现烦躁、悲观、抑郁等情绪。应避免过于激动,要保持乐观心态;要做到神志内敛、恬愉少欲,心中安然自适,目的是为了精神内守,病不自生;平时要多鼓励、多陪伴,应保持积极乐观的心态,多听欢快活跃的歌曲、多与亲人和朋友交流。

(6) 在关闭门窗的房间内,以 $5g/m^3$ 的中药苍术烟熏剂点燃,30 分钟左右燃尽;制作中药香囊(苍术 10g,艾叶 10g,石菖蒲 10g,薄荷 10g,藿香 10g,捣碎或研末,装入防潮袋,再装入致密的布袋中),随身佩戴或挂于车内,或置于床头。建议内置中药 2 周更换 1 次。

2. 穴位按摩

(1) 按揉风池穴

适应证:头痛、头晕等。

穴位定位:风池穴位于后枕部,胸锁乳突肌与斜方肌上端之间的凹陷处。

作用:疏风散寒解表,有效缓解头痛、头晕等。

操作方法:采用拇指按揉法操作。双手放在头部两侧,掌心对着耳朵,双手拇指分别按在两侧的风池穴上。揉动的过程中,以自己感到酸胀为度,带动皮下组织运动,手指和皮肤之间不能有摩擦。

(2) 按摩印堂、太阳(图 29)、头维等穴位

适应证:焦虑。

穴位定位:印堂穴位于面部,两眉头之连线的中点;太阳穴位于耳郭前方,外眼角和眉梢之间向后约一横指的凹陷中;头维穴位于头侧部,额角发际直上 0.5 寸,头正中线旁 4.5 寸处。

作用:定志安神。

操作方法:头部诸穴按摩共 15~20 分钟,其他每穴按摩 2~3 分钟,每天 2~3 次。

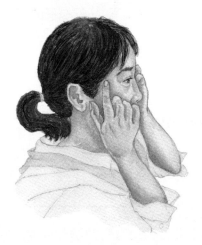

图 29　按揉太阳穴

(3) 按天枢穴(图 30)、足三里穴等

适应证:便秘。

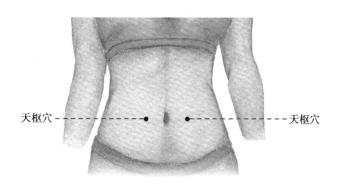

图30 天枢穴

穴位定位:天枢穴位于肚脐两侧旁开2寸;足三里穴位于小腿外侧犊鼻下3寸,胫骨外侧约一横指。

作用:促进胃肠运化,促进矢气排便。

操作方法:腹部顺时针按摩及相关穴位点按(图31),如天枢穴、足三里穴等。腹部诸穴按摩15~20分钟,其余穴位每穴点按2~3分钟,每天2~3遍。

(4)按腹部穴位一圈

适应证:腹胀、便秘。

穴位定位:脐周。

作用:促进恢复胃肠功能。

操作方法:自中脘—左天枢—气海—右天枢为1圈(图31),沿此圈按顺时针方向按揉推摩约5分钟;再点按以上四穴,每穴30次。每天2~3次,腹胀便秘者可加按天枢、脾俞、大肠俞等穴位。

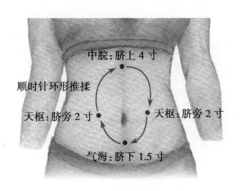

图 31　腹部按摩及相关穴位

3. **经络推拿**　根据遗留的症状,有针对性地选择推拿经络,常用经络包括手太阴肺经、手阳明大肠经、足阳明胃经、足太阴脾经、任脉、督脉等。

操作方法:取坐位或卧位,均匀呼吸。用一手手掌大鱼际沿经络循行方向紧贴皮肤施力做直线往返快速摩擦,可两手掌交替进行,100~120 次/min(每手摩擦 50~60 次/min),每条经络摩擦 1 分钟为宜。

4. **艾灸疗法**

适应证:乏力、肌肉酸软、酸痛。

选穴:上脘、中脘、神阙、大椎、风门、肺俞、脾俞、肾俞、足三里等穴位。

用物准备:艾条或温灸盒、打火机或火柴。

操作方法:大椎、肺俞、中脘与上脘用温灸盒灸 30 分钟;其余穴位用清艾条温和灸,每穴 15 分钟。

频次:隔日 1 次。

选用艾灸疗法时,一般隔 2 日施灸 1 次,每穴灸 10~15 分钟,持续 2 周;症状明显可交替选用不同穴位每天施灸,5 次后休息 1~2 日,然后继续施灸 5 次。10 次为 1 个疗程。

5. 中药热熨

适应证:咳嗽、腹胀、便秘。

选穴:咳嗽选大椎、定喘、肺俞穴;腹胀、便秘选中脘、神阙穴。

用物准备:四子散(白芥子、紫苏子、莱菔子、吴茱萸各 30g)、布袋、大毛巾。

方法:白芥子、紫苏子、莱菔子、吴茱萸四药炒热后装入布袋,或将四药装入布袋后放入微波炉,中火加热至 60~70℃。绑紧布袋袋口,抖动布袋稍凉,手前臂内侧试温,不烫为宜。顺时针熨敷患者穴位及周围,熨敷开始时速度宜快、动作宜轻,随着布袋温度下降熨敷速度减慢,动作稍加重,温度降到患者可耐受热敷的温度时把治疗布包敷在穴位上至其温度转凉。

6. 穴位贴敷

(1)胃肠不适

选穴:以神阙穴为主,配中脘、天枢、足三里、上巨墟、下巨墟等穴位为辅。

作用：促进肠胃功能的恢复。

用物准备：①穴位贴或纱布块；②贴敷药物：虚寒证患者可选适量生姜汁与吴茱萸粉调和成块状，热证患者可选适量蜂蜜与大黄粉调和成块状。

操作方法：取合理体位，暴露贴敷部位，注意保暖，用手指取穴法定好穴位，将绿豆大小的贴敷药物置于贴纸贴敷于穴位，外覆盖穴位贴或纱布块，贴敷 4 小时。治疗过程中观察局部皮肤反应，如出现瘙痒或红疹时，应尽快取下。

（2）咳嗽气喘

选穴：肺俞、定喘、膻中、涌泉（图 32）等穴位。

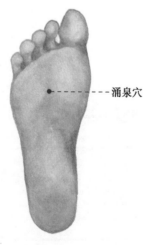

涌泉穴

图 32　涌泉穴

作用:助气机恢复升降出入,平喘止咳,减轻呼吸困难。

方法:将大黄、芒硝、枳实、莱菔子、葶苈子等药物制成粉末,以醋调成糊状,贴于以上穴位,每次贴敷30分钟,若皮肤容易过敏者,应在医生指导下使用。

7. 耳穴压豆

(1) 乏力

主穴:选交感、肾上腺、肺、脑干、丘脑等。配穴:贲门、脾、胃、膀胱、腹、大肠、三焦等。点按至全耳发热为度。

作用:改善患者乏力,有利于周身气血流畅。

物品准备:碘伏或安尔碘、75%酒精、棉球、镊子、棉签、止血钳、探棒、王不留行籽耳贴、耳膜。

操作方法:将贴有王不留行籽的耳豆贴敷于上述耳穴并稍加压力,以穴位产生酸麻重胀感或发热为度。贴敷后每日自行按压3~4次,每次按压3~5分钟,保留2~3日,5~6次为1个疗程。

(2) 腹泻、消化不良

主穴:神门、交感、脾、皮质下。腹泻便溏配:枕、肾、直肠、大肠、乙状结肠。

作用:改善胃肠功能。

物品准备、操作方法:同上。

（3）失眠、焦虑

主穴:枕、脾、神门等。配穴:心、脑干等;失眠者配合肝、胃等,睡前1小时按压刺激。（耳穴取穴可参考图15）

作用:缓解情绪焦虑恐惧,改善睡眠障碍。

物品准备、操作方法:同上。

8. 八段锦

适应证:乏力、焦虑、失眠等。

作用:定志安神,缓解焦虑,提高免疫力。

方法:每日锻炼2~3次。每次20~30分钟,可配合五行音乐同时进行,至全身微微汗出为度。

9. 刮痧疗法

适应证:干咳。

选穴:以刮拭督脉、足太阳膀胱经、手太阴肺经为主,重点穴为大椎、大杼、风门、肺俞、列缺、尺泽、天突至膻中。

作用:宣通气血,舒筋活络。

操作方法同前,此处刮痧一次20~30分钟,以痧透为宜。根据辨证,同一部位5~7日痧退可再行治疗。

10. 拔火罐

选穴:根据后遗症状,有针对性选择穴位,常以背俞穴为主,如肺俞、膏肓、脾俞、肾俞、大椎等。

作用:疏通经络,调理气血。

注意事项:拔火罐应注意防止烫伤及引燃易燃物,留罐时间不宜太长,拔罐时如出现四肢发冷、恶心呕吐、心悸、面色苍白、冷汗、头晕等应立即停止,并让患者平卧休息。

11. 其他

(1)五行音乐疗法:可播放宁心安神的轻音乐,以舒缓患者的心情,以利疾病康复。代表曲目有角调式《胡笳十八拍》徵调式《紫竹调》宫调式《十面埋伏》商调式《阳春白雪》羽调式《梅花三弄》,具体聆听时间视个人病情而定。

(2)中医导引功法:指导患者进行呼吸功能锻炼,常用的锻炼方式有缩唇呼吸、腹式呼吸、呼吸六字诀、呼吸疗愈法等,吐浊纳新,改善呼吸疲劳状态。能离床者,按照"起床三部曲"指导患者床边坐、站、原地踏步等活动;卧床者,根据耐受程度,指导患者握拳、举臂、抬腿等床上活动,预防卧床并发症。操作时间和频率根据患者具体情况而定,以不觉疲惫为宜。

六字诀教学视频

六字诀演示视频

第三部分

居家热点问题答疑

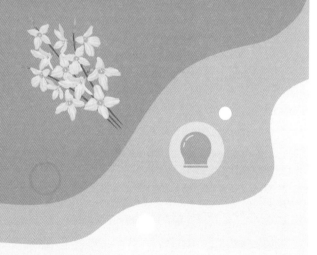

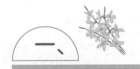

一、

居家防护

1. 哪些情况适合居家治疗？什么时候需要到医疗机构就诊？

答：国家卫生健康委员会发布的《新冠病毒感染者居家治疗指南》明确以下感染者可居家治疗：①未合并严重基础疾病的无症状或症状轻微的感染者。②基础疾病处于稳定期，无严重心、肝、肺、肾、脑等重要脏器功能不全等需要住院治疗情况的感染者。

阳性感染者同时满足以下两个条件，可结束居家隔离，恢复正常生活和外出：①居家隔离满 7 天（自出现症状或核酸、抗原检测结果阳性之日起计）；②居家隔离满 7 天时，未使用退烧药情况下，发热症状消退超过 24 小时，且症状明显好转或无明显症状。如阳性感染者居家隔离第 7 天仍有发热等症状，继续落实居家隔离，待满足上述条件后可结束居家治疗，恢复正常生活和外出。

阳性感染者出现以下任一症状时，需要急诊就医：

（1）服用退烧药后仍发热超过 38.5℃，并持续超过 2 天。

（2）体温 35℃及以下。

（3）抽搐。

（4）呼吸困难或气促。

（5）失语或不能行动。

（6）不能苏醒或不能保持清醒。

（7）胸部或腹部疼痛。

（8）头晕或意识混乱或精神状态明显转变。

（9）虚弱或脚步不稳。

（10）孕妇的胎儿活动减少或停止(适用于妊娠期 24 周或以上的孕妇)。

（11）持续不能饮食,或腹泻/呕吐超过 2 天。

2. 居家隔离期间应注意什么?

答:感染者居家隔离时,要做好隔离房间的消毒工作,每天定时开窗通风 2 次左右,每次 30 分钟以上。通风时,可以穿厚一些,以防着凉感冒。咳嗽或打喷嚏时用纸巾遮盖口鼻或用手肘内侧遮挡口鼻,被唾液、痰液等污染的物品随时消毒。感染者用过的纸巾、口罩及其他生活垃圾应单独存放,每天清理,清理前用含有效氯 1 000mg/L 的消毒剂喷洒至完全湿润,然后扎紧塑料袋,避免出现遗洒,由同住人佩戴 N95 口罩并戴乳胶手套将垃圾放至社区指定位置;若无法做到每日妥善丢弃垃圾袋,可以用含有效氯 500mg/L 的消毒剂对垃圾袋外侧进行喷洒处理,待治疗结束后一起处置。若使用单独卫生间,卫生间可每日消毒一次。如果是家庭共用卫生间,感染者每次用完卫生间应当消毒一次。便池及周边可用 2 000mg/L 的含氯消毒液擦拭消毒,卫生间门把手、水龙头等手经常接触的部位,可用 500mg/L 的含氯消毒液擦拭消毒,30 分钟后用清水擦净。

3. 居家隔离如何最大限度避免家庭内传播?

答:为避免出现家庭内传播,感染者应单独居住,尽量使用带有独立卫生间的房间。房间里备齐温度计、纸巾、口罩、一次性手套、消毒剂等个人防护用品、消毒用品及带盖的垃圾桶。在隔离房间门口放置桌凳,作为非接触式传递物品的交接处。每次传递物品时,可由家人将物品装入物品袋中,放在隔离房间门口的桌凳上,然后回到自己房间;感染者要打开隔离房间取物前,先开窗通风 15~20 分钟;随后,戴好口罩,手消毒后打开房门取走或放置物品袋;关闭房门后通知家人,等待15~20 分钟,家人戴好口罩,将传递出的物品袋消毒后放入干净的袋子内带走,然后给桌凳、地面和房门处消毒。隔离期间,非必要不离开房间,不与家庭成员直接接触。当必须离开房间,或进入有家庭成员在场的公共场所时,应戴好口罩并保持 1m 以上距离。如果是家庭共用卫生间,居家隔离医学观察者每次用完卫生间应当消毒。

4. **新冠病毒感染患者居家康复期间,生活用品中会不会藏匿病毒引起再次感染?**

答:新冠病毒主要通过呼吸道传播,病毒离开人体,在常温、干燥、硬质表面,2~3 个小时就会失去活性。通过接触物体表面传播的可能性很小,不是新冠病毒的主要传播途径。但新冠病毒感染患者居家隔离康复后,仍需要进行室内消毒。避免大面积喷洒酒精,注意防火及防止爆炸风险。一般重点对冰箱、洗手池、马桶、桌面、柜子等位置进行消毒。硬质物体表面可用 75% 酒精或含有效氯 500mg/L 的消毒液擦拭；餐具可通过热水煮沸 15~30 分钟或使用热力消毒柜消毒；衣物、床单、被褥等棉质物品可正常清洗晾晒或选用洗衣机的加温消毒功能。需要注意的是，对冰箱擦拭消毒前可拔掉冰箱电源，用 75% 酒精消毒液或消毒湿巾把冰箱以及食品外包装擦拭一遍。冰箱内未密闭包装的食物建议充分高温加热后食用；居家优先使用阳光暴晒、热力等物理消毒方法，做好通风换气，建议每天通风 2~3 次，每次不少于 30 分钟。居家消毒应以清洁为主、化学品消毒为辅。

5. 趁病毒毒性弱，"早阳早好"是否可信？

答：相比于相信"早阳早好"，不如"不阳最好"。感染后，自身会产生抗体，随后抗体衰减，国外有统计数据显示，感染过奥密克戎，不管有无症状，3~6 个月内二次感染的概率相对较低，多数人在相当长时间内不会重复感染奥密克戎，具体能维持多久，还要等大样本研究的客观数据结果。根据全球重复感染的病例观察，再次感染后症状是否更重，与变异体的变化、疫苗接种情况和既往的身体基础情况等有关。在中医看来,则与当时的病毒情况、核心病机、人的体质有关,与此前有没有感染过没有关系。所以目前在公共场所还是要做好基本防护,系统地增强自己的抵抗力才是正道。

6. 无症状感染者具有传染性么?

答:无症状感染者存在着传播风险。一是传播的隐匿性。由于无症状感染者无任何明显的症状与体征,其在人群中难以被发现,其导致的传播也难以预防。二是症状的主观性。症状轻微或不典型者可能认为自己没有感染新冠病毒,不主动去医疗机构就诊,在日常的诊疗工作中难以被发现。三是发现的局限性。由于存在检测窗口期,采用核酸检测和血清学检测方法难以发现全部无症状感染者,早期的无症状感染者主要是通过病例的密切接触者主动筛查、感染来源调查、聚集性疫情调查和对高风险地区人员的主动检测发现的,尚有部分无症状感染者难以被发现。无症状感染者传染期长短、传染性强弱、传播方式等尚需开展进一步科学研究。但由于其无咳嗽、打喷嚏等临床症状,病原排出体外引起传播的机会较确诊病例相对少一些。

7. 出现发热一定是新冠病毒感染么？

答：新冠病毒感染是一种传染性的疾病。冬春季为我国流感高发期，有时候出现发热症状要注意是否患有流感。发热只是一种症状，不能够仅凭发热判断得了什么病，重点要弄清楚发热的病因。

出现发热症状后，可以先在家做新冠病毒抗原检测排除新冠病毒感染，如果是阴性，可以自己先对症吃些感冒药，观察两三天。如果新冠病毒抗原检测阳性，但又没有明显不适，也可以选择居家观察。如果出现发热、肌肉酸痛、头痛、咽痛、咳嗽、流涕等症状，可以参考前文中推荐自行服用药物；若服药两三天后症状没有好转或加重，则应及时去医院就诊。

8. 感染新冠病毒，不仅不发热，体温还低于正常，是怎么回事？

答：患者的体温低可能是由于环境温度过低或身上的汗液蒸发导致，一般来说新冠病毒感染者的临床表现有发热、干咳、乏力等现象，建议患者在一个正常室温的环境中平复一段时间后重新测量。但是引起感染者体温低的原因也可能为患者身体过于虚弱导致的温度下降,要密切注意老年人和具有基础疾病的患者,体温降低这种情况可能不是症状缓解的现象,而是病症进一步发展的征兆,此时应注意患者是否存在休克现象并加以干预。

9. 感染了新冠病毒应该盖着被子捂汗吗?

答:不建议。新冠病毒感染者发热时,体温调定点发生上移,故会出现产热增加、散热减少的情况。若一味盖被捂汗,会导致散热减少、体温升高,加重病情。许多人认为捂出一身汗就可以退去高烧,其实不然。出汗是退热的结果,但并不是退热的原因,所以严格来说捂汗退热是不可取的。当患者处于体温上升期,症见寒战时,"捂"可以减少寒战带来的不适;而一旦进入高热期,身体高热而不再觉得冷时就不可再"捂"了。尤其是婴幼儿患者,过度捂汗可能造成昏迷、窒息,严重时会危及生命。

10. 居家隔离期间需要反复检测抗原吗?

答:根据《关于对新型冠状病毒感染实施"乙类乙管"的总体方案》,社区居民根据需要"愿检尽检",不再开展全员核酸筛查。感染者居家隔离期间,抗原检测不用"一天两检"或"一天三检"。如有必要,例如到医疗机构、养老机构、社会福利机构等脆弱人群集中的场所,需开展抗原或核酸检测。建议居家隔离第6、7天自测抗原,待两次抗原结果为阴性后,佩戴好 N95 口罩,外出做核酸,核酸结果为阴性(或两次 Ct 值≥35)后,可恢复正常生活。需要注意的是,即使感染者出现一些轻微症状,但由于病毒载量低,抗原检测未必显示阳性。根据奥密克戎的潜伏期估算,一般自感染后 2~3 天抗原可以检测出来。部分感染者尤其是无症状感染者,由于病毒载量持续较低等原因,可能要 5 天甚至更长时间后抗原才能检测出来。如果病毒在体内还没有大量复制、排出,不能达到抗原检测的灵敏度,结果就会显示阴性。所以会有部分人已经被感染了,甚至出现一些轻微症状,但抗原检测仍显示阴性。不过,通常此时的病毒载量较低,传染性较弱。

11. 口罩形式多样,何种样式的口罩防护等级最好? 戴两层医用口罩可以起到更好的防护效果吗?

答:市面上的口罩种类繁多,但是能达到防疫要求的只有医用防护口罩(执行标准 GB19083-2010)、医用外科口罩(执行标准 YY0469-2011)、一次性使用医用口罩(执行标准 YY/T 0969-2013)、日常防护型口罩(执行标准 GB/T 32610-2016)、儿童口罩(执行标准 GB/T 38880-2020)这5种。从防疫效果上来说,医用防护口罩 > 医用外科口罩 > 一次性使用医用口罩,而 KN95/N95 级别的颗粒物防护口罩效果类似于"医用防护口罩",但是一般生活场景下无须佩戴医用防护口罩,只要符合国家标准的过滤性口罩,都有一定的防疫效果,除非在人员高度密集场所、疫区现场、确诊新冠病毒感染的情况下可以选择。

此外有些人为了达到更好的防护效果,戴两层口罩,其实是没有必要的,戴一个口罩就可以起到阻断病毒的效果,戴两个口罩不仅会导致口罩无法紧密贴合面部,导致大量气体未经过滤层就进入鼻腔,大大降低口罩的过滤作用,还会增加呼吸阻力,出现呼吸困难等情况。

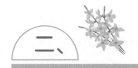
特殊人群防护

① 如何保护家中老人及儿童?

答:有孩子的家庭应该适当储备一些儿童常用的应急药物,但是不推荐储备很多药物。关于退热药,6个月以上的儿童可以选择布洛芬、对乙酰氨基酚,其中有一种就可以了。2个月到6个月之间的婴儿不适合用布洛芬,可选用对乙酰氨基酚。2个月以内的婴儿不推荐常规使用退热药物,可以采用物理降温等措施并及时就诊。孩子如果发热了,但是精神较好,特别是热退以后能吃、能喝、能玩儿,这时候就没必要特别紧张,也不需要马上去医院就诊,可以在家继续观察、对症处理。以下几种情况建议去医院:发热持续3天以上还没有好转迹象;即便是退了烧,精神依然不好;咳嗽进行性加重,影响日常生活和睡眠;喘息、呼吸增快,甚至呼吸困难,有明显的声音嘶哑等,要小心喉炎、喉气管炎;出现了意识障碍、惊厥要马上就诊。特别需要注意的是,3个月以下的婴儿是特殊人群,一旦出现发热,建议及时就诊。

老年人是特别需要保护的人群,预防是第一位的。第一,要接种疫苗,包括全程疫苗和加强疫苗。第二,新冠病毒感染流行期间,老年人要尽量减少外出。第三,加强室内通风,通风的过程中要注意老年人保暖的问题。第四,患有基础疾病的老年人现阶段要尽量将病情控制良好。第五,要注意规律生活。另外,在疾病流行期间,不和老年人生活在一起的家人应减少对老年人的探望,从而减少病毒暴露的机会。老人如果出现以下情况,需要及时就医:第一,症状持续或者加重,如发热持续甚至有加重倾向。第二,出现新的症状。第三,基础疾病加重。另外,一些基础疾病本身不太稳定的,或者是80岁以上的高龄老人没有接种过新冠病毒疫苗,这类人群感染新冠病毒后容易出现重症肺炎,是高危人群中的高危,需要格外重视。

2. 老人或儿童接种疫苗的风险会不会很大?

答:研究数据表明,老年人接种疫苗之后,发生不良反应的程度甚至比年轻人更少、更低,可能和老年人对不良反应不适的耐受度和身体功能的特点有关。接种疫苗是老年人防止重症化、降低病死率的最优选择。新冠病毒疫苗在儿童中接种已经有一段时间,总体安全性非常好。大多数不会出现不良反应。儿童从出生到3岁,接种疫苗频率高,新冠病毒疫苗与这些常用疫苗的不良反应率没有明显差异。绝大多数都是一般性反应,主要表现为接种部位的红肿疼痛等局部反应,以及发热、头疼、乏力等全身反应,但并不特别严重,而且都会随着时间的推移自行消失,也不需要进行特殊的处理。少聚集、勤洗手、戴口罩、勤通风等方面平时就要做好,以减少感染风险。

③. 目前形势下,孩子在家出现发热、咳嗽,是否一定要去医院就诊?

答:视情况而定,如果孩子生病后精神状态稳定,饮食尚可,家长对症处理、观察病情即可。但是出现以下几种情况则建议去医院就诊:体温超过40℃;除了发热外还有其他明显伴随症状,如呕吐、腹痛、头痛、抽搐、意识障碍等;3个月以下的婴儿发热;发热持续3天以上还没有好转的迹象,或者即便是退了烧,精神依然不好,包括婴儿有时候哭闹、烦躁、不好安抚,大一点的孩子老是睡觉、没精神;咳嗽加重,影响到日常生活和睡眠;患儿喘息、呼吸增快,甚至呼吸困难,有明显的声音嘶哑。

4. 什么是儿童多系统炎症综合征? 什么样的情况需要怀疑孩子有 发生此综合征的倾向?

答:儿童多系统炎症综合征是一种临床表现类似于川崎病、涉及全身多个系统、容易造成多器官功能障碍的严重疾病,发病于儿童和青少年,通常 21 周岁以下均有可能发病,以 6~15 岁更为多见,常与新冠病毒感染有直接或间接的关联。本病多发生于新冠病毒感染的无症状或仅有轻微症状的患者,一般发生在感染后的第 2~6 周。国外研究报道本病在亚裔人群中发病较少,但如果您在孩子感染后一段时间观察到孩子突然发生下列症状时,应当提防本病,并及时请医生评估:持续发热(3 天以上);低血压;皮疹(应注意脸颊、前胸、后背、腹部和下肢);口腔黏膜、手足指/趾端红赤;皮肤瘀斑;眼睛充血;呕吐、腹痛和腹泻;头晕。

5. 基础疾病患者感染新冠病毒后如何应对？

答：基础疾病主要包括：高血压、冠心病、脑梗死等心脑血管疾病，慢性阻塞性肺疾病、哮喘等呼吸系统疾病，此外还有糖尿病、慢性肾功能不全、肿瘤等。感染新冠病毒后可能导致上述基础病快速恶化，从而使患者转为危重型，因此控制基础疾病是关键。具体而言，冠心病、脑梗死等心脑血管疾病，慢阻肺、哮喘等呼吸系统疾病以及糖尿病患者均需要维持原药物治疗。其中，冠心病、脑梗死患者多服用抗血小板聚集药物或抗凝药物，这类患者在发热时应慎重应用解热镇痛类的退热药物，可采取服用中药或物理降温的方法退热，迫不得已时应首选对乙酰氨基酚为有效退热成分的药物，而应避免使用布洛芬；慢性阻塞性肺疾病、哮喘等呼吸系统疾病的患者应备足呼吸疾病长期使用的药物和救急药，如短效的支气管扩张剂等，可准备指夹式血氧仪监测血氧饱和度；慢性肾功能不全的患者除了维持基础病的治疗，还要注意低钾、优质蛋白饮食，适量饮水，避免因电解质紊乱加重病情；肿瘤患者往往处于放化疗、靶向药物治疗周期中，这些治疗多会产生较大的免疫抑制作用,因此在感染新冠病毒期间应暂缓肿瘤治疗,待痊愈后向肿瘤专科医生咨询意见后重启肿瘤治疗。

6. 孕产妇及儿童应该如何做好自身防护?

答:与普通人群相比,孕产妇感染新冠病毒的机会和症状无明显差异,所以需要做好常规防护以有效预防感染。孕产妇去医院产检时应注意规范化佩戴防护口罩,最好佩戴 N95 口罩;少去人员聚集场所;居家或在办公室时经常通风,保持空气流通;保持规律作息、充足睡眠、心情愉悦对增强自身抵抗力十分重要。此外因为胎盘屏障的保护,孕妇感染后几乎是不会传染给胎儿的。但是如果是产后,妈妈、宝宝在一起的话还是要注意防护,妈妈在空间上最好和新生儿有一定的隔离或者戴 N95 口罩,但可以继续母乳喂养。

儿童防护方面,3 岁以上儿童最好及时接种新冠病毒疫苗,与 3 岁以下婴幼儿共居者应及时全程接种疫苗,间接降低孩子感染的风险。儿童与成人都一样,做到增强体质、作息规律、饮食符合季节特点,同时要减少外出,选择人少、通风良好的地方玩耍,并教会其正确佩戴口罩和养成良好卫生习惯。儿童尤其要注重防寒防风,出门可佩戴围巾。

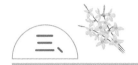

三、

用药和饮食

1. 居家需要常备哪些药物？如何服用？

答:家庭备药要以自身家庭成员身体状况而定,首先要保证慢性疾病的药物使用,如哮喘、慢性阻塞性肺疾病(简称慢阻肺)、高血压、糖尿病等疾病的患者,可储备2~3周的平时治疗药物。此外,可参考国家中医药管理局发布的《新冠病毒感染者居家中医药干预指引》(表1),根据所在地区和周边发病情况有针对性地选择药物,准备1~2周的用量。

表1　新冠病毒感染者居家治疗常用药参考表

症状	常用药物	使用方法
成人治疗方案		
发热、恶风寒、肌肉酸痛、咽干咽痛、乏力或鼻塞流涕或咳嗽	散寒化湿颗粒、感冒清热胶囊(颗粒)、荆防颗粒、荆防败毒丸、清肺排毒颗粒、正柴胡饮颗粒、九味羌活丸/颗粒、四季感冒片、感冒疏风胶囊/片/颗粒	上述药物只需要选择1种,须按药品说明书服用或咨询医生

续表

症状	常用药物	使用方法
咽痛明显、发热、肌肉酸痛、乏力或咳嗽者	连花清瘟胶囊/颗粒、金花清感颗粒、化湿败毒颗粒、宣肺败毒颗粒、热炎宁合剂、银黄清肺胶囊、连花清咳片、六神丸/胶囊、银翘解毒颗粒、金叶败毒颗粒、蓝芩口服液、复方芩兰口服液、清咽滴丸、喉咽清颗粒、桑菊感冒片、夏桑菊颗粒、痰热清胶囊、双黄连口服液、柴芩清宁胶囊、抗病毒口服液、感冒退热颗粒、消炎退热颗粒、清开灵颗粒、小柴胡颗粒	上述药物只需要选择1种，须按药品说明书服用或咨询医生
咳嗽明显者	急支糖浆、止咳宝片、咳速停糖浆、宣肺止嗽合剂、通宣理肺丸/颗粒/口服液、杏苏止咳颗粒、连花清咳片、杏贝止咳颗粒、橘红痰咳液、感冒止咳颗粒	
乏力、伴胃肠不适	呕吐、腹泻者,选用藿香正气胶囊/丸/水/口服液、复方香薷水; 伴有便秘便干者,可选用防风通圣丸/颗粒	
鼻塞流涕明显者	鼻窦炎口服液、散风通窍滴丸	
儿童治疗方案		
恶寒发热、肌肉酸痛	小儿柴桂退热颗粒、小儿感冒舒颗粒	儿童体质特殊,病情变化迅速,要在医生指导下使用。出现病情变化,及时送医
发热、咽干咽痛、咳嗽	小儿青翘颗粒、小儿豉翘清热颗粒、小儿清肺口服液、金振口服液、儿童清肺口服液、小儿消积止咳口服液、减味小儿化痰散	
发热、食少腹胀、口臭、大便酸臭或秘结者	健儿清解液、小儿豉翘清热颗粒	

续表

症状	常用药物	使用方法
咽痛明显者	小儿清咽颗粒、开喉剑喷雾剂(儿童型)	儿童体质特殊,病情变化迅速,要在医生指导下使用。出现病情变化,及时送医
咳嗽明显者	清宣止咳颗粒、小儿止咳糖浆、小儿清肺止咳片、小儿肺热咳喘颗粒(口服液)、连花清咳片	
乏力、纳食不香者	醒脾养儿颗粒	

注:上述中成药选择其中一种,按照说明书剂量服用,一般3~5天或症状消失即停止用药,如症状无缓解或加重,请及时到正规医疗机构就诊。

2. 家庭备药如何合理地选择?

答:家庭可以适当备药,大量囤药并不明智。在没有不舒服的症状时是不需要服药的,连花清瘟胶囊、抗病毒口服液、双黄连口服液等中成药,不是预防用药,而是属于治疗用药。需要注意,出现不适症状后不要盲目服药,以免耽误治疗。中成药的选择需要辨证施治。风寒为主,可见恶寒发热、头痛身痛、肌肉酸痛、鼻塞、流清涕、咳嗽、吐稀白痰等,可以选择具有疏风解表作用的中成药。风热为主,可见发热、咽痛明显、肌肉酸痛、咳嗽、痰黄、口渴,可以选择具有疏风清热、化湿解表、清热解毒作用的中成药。服药时,辨明对应哪一种证型后,对应选择一种中成药即可,所以在备药时,每一类型的药物选择备上 1~2 盒即可。

3. 无症状感染者怎么治疗? 可以吃中药预防方么?

答:国务院联防联控机制印发《新冠病毒感染者居家治疗指南》,其适用对象包括:①未合并严重基础疾病的无症状或症状轻微的感染者。②基础疾病处于稳定期,无严重心、肝、肺、肾、脑等重要脏器功能不全等需要住院治疗情况的感染者。因此无症状感染者可以进行居家隔离治疗,可暂时不用药物治疗。而中医预防方是根据地区气候、人群体质制定的中药方剂,实际上是根据个人或人群体质的偏颇,以中药的偏性来纠偏,对于调整人群亚健康状态和免疫功能有一定作用,进而帮助疾病预防,适用于有感染风险的高危人群,而非已感染人群。

居家治疗人员应当每天早、晚各进行 1 次体温测量和自我健康监测,如出现发热、咳嗽等症状,可参照《新冠肺炎感染者居家中医药健康管理专家共识》《新冠病毒感染者居家治疗指南》的内容进行对症处置或口服药物治疗。服药时，须按药品说明书服用，避免盲目使用抗生素类药物。

4. 有必要自行购买阿兹夫定和 Paxlovid（奈玛特韦片 / 利托那韦组合包装）吗？

答：不建议盲目购买阿兹夫定和 Paxlovid（奈玛特韦片/利托那韦组合包装），这两种药都是抗病毒药，且都为处方药，目前需要在医生指导下使用。Paxlovid（奈玛特韦片/利托那韦组合包装）使用时机为症状出现5 天以内，5 天以上则超出其适应证范围；该药物与其他药物会相互作用，需要严格除外药物合并使用禁忌，不适合一些有基础疾病正在服用其他药物的患者在家盲目使用，否则容易引起不良后果。阿兹夫定、奈玛特韦片/利托那韦片组合包装已被纳入《新型冠状病毒感染诊疗方案（试行第十版）》，该药需要在医师指导下严格按照说明书用药，且需要密切观察患者肝肾功能。老年人、有基础性疾病及免疫力低下的特殊群体，应及时就诊，科学、安全、合理地用药，能够降低发展为重症的风险，家中如有该类群体，可适当购买阿兹夫定，但需注意，只有在明确诊断为新冠病毒感染之后，在医生指导下才可服用，切勿超说明书过度用药。

5. 新冠病毒感染者可以吃消炎药吗？

答："消炎药"是老百姓对抗感染药物的俗称，在医学上称为抗生素，用来杀死细菌、真菌等微生物或抑制其生长。而新冠病毒感染是由病毒引起的，用抗生素是无效的，因此不应将抗生素用作预防或治疗手段。然而，因新冠病毒感染而住院的患者，有可能同时感染细菌，故可能会合并接受抗生素治疗，尤其是危重症患者，可为预防感染加重病情而使用抗生素。但这种抗生素的使用方法不适合大多数患者，且滥用抗生素还可能造成其他细菌的耐药性，所以不能擅自滥用抗生素来治疗新冠病毒感染。若出现一些我们无法判断的症状时，不要急于用"消炎药"治疗，应及时就医，查清是否合并细菌、真菌等感染，再做处理。

6. 确诊之后感冒药和退烧药可以一起服用吗？

答:常见的感冒药分为单纯中药制剂和中西药复方制剂。中西药复方制剂,常用的组方包括解热镇痛药、鼻黏膜血管收缩药、组胺拮抗剂、中枢兴奋药、抗病毒药等。而退烧药一般为解热镇痛药,如对乙酰氨基酚、布洛芬等。对乙酰氨基酚使用过量容易出现肝肾损伤,中西药复方制剂的感冒药与退烧药一起服用可能会导致部分药物成分过量,增加肝肾功能损害的风险,而且不一定能起到更好的治疗效果。因此要避免中西药复方制剂的感冒药与退烧药同服,服用感冒药、退烧药前需要仔细查看药品说明书,核对药物成分。如果是单纯中药制剂,与退烧药无明显的药物成分重合,可根据病情的需要来使用,服药间隔 1 小时。同时,在服药前一定要仔细查看说明书,避免超剂量、超次数用药,以免造成肝肾损伤。

7. 中药和西药是否可以一起服用?

答:中药和西药可以合并应用治疗,具体情况需结合病症,但须注意两者服用时需错开一定时间。如果被感染,西药退烧药与中药感冒药尽量不要同服,如服用连花清瘟、金花清感、宣肺败毒颗粒等有退热功效的中成药,就不再联合服用布洛芬或对乙酰氨基酚了。其他中药、西药如需服用也应间隔1小时,避免互相影响。若是服用了感冒类中药,但咽痛明显,可以加服六神丸、清咽滴丸等对症药。同时应把握"中病即止"的原则,症状消失后及时停止用药。此外,中药感冒药也尽量只选一种服用,没必要两三种一起服用,这类药多为清热解毒类药物,药性苦寒,叠加使用易伤脾胃,不利于后期恢复。西药退烧药同样如此,选用一种即可,避免联合用药,要注意每日服用剂量不要超标,否则可能会引起其他脏器的损伤。

8. 布洛芬和对乙酰氨基酚哪个好?

答:对乙酰氨基酚(常用药物如扑热息痛)与布洛芬

虽然都是常用解热镇痛药,但两者之间还是有区别的。对乙酰氨基酚起效比布洛芬快,但强度不如布洛芬。对乙酰氨基酚半衰期相对较短,使用对乙酰氨基酚退热,若持续发热,每 4~6 小时可重复使用 1 次,一天用药不超过 4 次;布洛芬的半衰期长,使用布洛芬退热时,应注意每次间隔 6 小时,一天用药不超 4 次。且布洛芬、对乙酰氨基酚用于退热时,建议不要超过 3 天。对乙酰氨基酚对肝功能的影响相对大一些,对肾功能影响小一些;布洛芬则相反。选择的时候要考虑具体的情况,比如针对不同人群、肝肾功能区别考虑。对于目前正在应用口服抗血小板药物如阿司匹林、口服抗凝药如达比加群酯、华法林等药物的患者,或患有消化性溃疡或基础疾病有较高出血风险的患者,应该慎用布洛芬,可优先考虑对乙酰氨基酚(除外严重肝功能不全情况)。

9. XBB 毒株是否会攻击人的肠道? 有必要囤蒙脱石散吗?

答:XBB 毒株会攻击肠道,但不是主要攻击肠道,没有必要囤蒙脱石散。XBB 毒株属于奥密克戎系列的毒株,新冠病毒结合细胞的主要受体是血管紧张素转化酶2(ACE2)。ACE2除在肺部表达外,在肠道的含量也较高。新冠病毒各个变异株,包括XBB系列变异株,都会感染肠道黏膜细胞,但由于个体差异,是否出现肠道症状和个体差异有关。对于最近受到关注的XBB.1.5进化分支,并没有证据提示它比其他毒株更容易导致严重的腹泻或其他胃肠道症状,还是以侵犯呼吸道为主,会攻击肠道,但不是主要攻击肠道。XBB.1.5主要临床症状有发热、头痛、喉咙痛、鼻塞、全身疼痛、疲劳等。从中医角度,新冠病毒病位在太阴,主要侵犯手太阴肺经、足太阴脾经,侵犯手太阴肺经是会出现发热、咽痛、鼻塞等呼吸道症状,侵犯足太阴脾经会出现腹痛、腹泻、恶心、呕吐等消化道症状,XBB亦符合这个特点。因此对XBB毒株不要过度恐惧,一些感染者出现呕吐和腹泻症状,通常1~3天可以自行缓解,病毒感染性腹泻有自限性,一般不超过1周,腹泻感染者须注意补充水分和电解质,如果出现持续的腹泻、恶心等症状,及时就医,科学、合理地用药。

蒙脱石散是一种肠道黏膜保护剂,是治疗腹泻的辅助药物,它一种粉末状的药物,兑水口服后,可以覆盖在消化道黏膜上,对消化道内的病毒、病菌及其产生的毒素有固定、抑制作用。儿童、孕妇都可以使用。但必须注意,如果只是单纯的大便次数变多,则没必要使用,蒙脱石散的吸附作用比较强,随意使用可能会引起便秘。很多药物都有治疗腹泻的功能,没有必要局限于某种药物。如果腹泻过于严重,已经出现全身无力、虚脱等症状,那可能已经出现电解质紊乱,单纯服用蒙脱石散效果也不理想,必须及时就医。

10. 治疗 XBB 毒株导致的腹泻需要囤电解质饮料吗?

答:随着国内出现 XBB 毒株病例,有人开始囤电解质饮料,那么电解质饮料能治疗腹泻么? 其实腹泻的时候,机体会丢失大量的电解质,如钾离子、钠离子等。口服电解质饮料的确有利于补充丢失的电解质,减缓病情。但是,并不是所有的电解质饮料都可以用来治疗腹泻。市面有些所谓的"电解质饮料"为了改善口感,会在里面添加过量的葡萄糖、添加剂等,而且并不包含我们治疗所需的真正的电解质成分,有可能服用后导致人体的渗透压过高。腹泻的情况下,饮用此类"电解质"高渗饮料,会加重肠道黏膜的渗出,进而加重病情。当下,我们一定要科学理性地对待 XBB 毒株,而不要恐慌性囤积电解质饮料,同时也可以根据情况,配合中医药辨证治疗及中医非药物疗法,也能够缓解 XBB 毒株引起的腹泻。

11. 饮食方面如何调护?

答:家里尽量储备多种食物,刚出现症状但还没丧失食欲的时候,正常饮食。如果食欲良好,适当多食也无妨,因为免疫系统"战斗"时需要更多能量,只有让身体营养充足,代谢顺畅,才能从容应对各种挑战。但饮食应清淡易消化,保证谷类、优质蛋白质类食物、新鲜蔬菜和水果摄入量,多饮水。若是发热、嗓子疼、食欲差,没必要勉强自己进食,少量进食粥、汤面即可,既能减轻肠胃负担,同时又能给身体补充营养。另外,可以选择一些药食两用的食品,也对患者康复有帮助。如有食欲不振、腹胀、便秘等症状,可食用萝卜、山药、陈皮、藿香、五指毛桃、荷叶、丝瓜、冬瓜等。如有嗓子干痛,口干、大便干结等症状,可以喝银耳雪梨百合羹,准备适量银耳、雪梨、百合、冰糖,将食材切碎放入适量冰糖和水,炖煮至稍微黏稠即可出锅。

12. 怎样科学饮水?

答:《中国居民膳食指南》(2022)建议普通健康成年男性每日饮水 1 700ml,健康女性每日饮水 1 500ml,不用饮料代替白水。新冠病毒感染者可以适当增加饮水量。少数患者在短时间内饮用大量白水,会导致水中毒,主要表现为头痛、头晕、谵妄、躁动、嗜睡、定向力障碍等神经精神功能异常,同时加重心脏负担。急性或慢性肾功能不全、慢性心功能不全或部分肿瘤患者应当提防。程度较轻、代谢功能正常的患者,在停止饮水后一段时间可自行恢复正常。程度较重、代谢功能减弱的患者需要到医院进行救治。部分患者因出汗、腹泻或呕吐过多,可导致钠、钾等电解质紊乱,表现为厌食、恶心、乏力软弱、手足麻木等,在使用胰岛素的糖尿病患者尤其应该注意。可在饮水同时按照说明冲服补液盐,或自行配制生理盐水配合口服补钾片,使用时应注意每天补钾保持在 3~6g,不应超过 6g,补钾速度宜慢不宜快,急、慢性肾功能不全患者在医生指导下服用。口服补液后上述症状不缓解或出现其他症状者应及时就医。

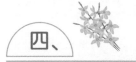

四、

预后与康复

① 退热后为什么一直咳嗽?

答:咳嗽是机体的保护性反射,有利于清除呼吸道内的分泌物或异物。中医认为退热之后余邪未尽,肺气失宣、肺气上逆则作咳嗽。此时应当正确认识到疾病已经向好的方向发展,应继续坚持使用前期疏风清热解表的中成药治疗,也可配合选用有宣肺止咳化痰功效的其他中成药。生活起居应当注意防寒保暖,避免再次着凉加重病情。

② 咳嗽久了会不会出现病情加重,发展成肺炎? 治疗这种咳嗽,如何选用中成药?

答:咳嗽本身不会引起肺炎。咳嗽和肺炎是不同的概念,咳嗽主要是指疾病的症状,肺炎是肺部感染的疾病。咳嗽是呼吸道疾病常见的症状之一,既包括上呼吸道疾病,也包括下呼吸道疾病。临床上,上呼吸道包括鼻、咽、喉;下呼吸道指气管、主支气管以及肺内的各级支气管。当病毒细菌等病原体仅累及上呼吸道还未累及下呼吸道时,通常就会出现咳嗽症状,奥密克戎毒株感染主要累及上呼吸道,若失治误治,或病情本身重,病情进展,炎症累及下呼吸道就可能发展成为肺炎。因此,轻型的感染者不用担心,若咳嗽经久不愈,可配合选用有宣肺止咳化痰功效的中成药,如止咳宝片、急支糖浆、通宣理肺丸(颗粒、口服液)、宣肺止咳合剂、连花清咳片、橘红痰咳液、杏贝止咳颗粒等。如果出现咳血(痰中带血)、夜间(或改变体位时)咳嗽加重,咳大量黄脓痰,或者再次发热,出现气短、呼吸困难、呼吸频率增快、胸痛等症状,建议去医院就诊。另外,家属应注意观察老人、儿童等家人是否与平时表现不同,比如精神倦怠,呼吸急促、口唇发紫等要引起重视,需要及时去医院就诊,明确诊断,积极治疗,避免病情延误。

3. 出现哪些症状提醒我们可能是"白肺"了?

答:"白肺"是肺部影像学表现的一个口语化描

述。新冠病毒感染引起的肺组织受损,肺部 X 线检查可显示大面积白色的病变,故称"白肺"(图 33)。我们知道,肺部是由肺泡组成的,肺泡里面充满空气,进行 CT 或者 X 线检查的时候,射线穿过肺泡,影像表现是黑色区域,但是当肺泡里出现炎症或感染,有渗出液和炎性细胞的时候,肺泡就被这些渗出液和炎性细胞所填充,射线无法穿透,在影像学上出现白色区域。白色影像区域面积达到 70%~80%,在临床上大家口语化称为"白肺"。那么,新冠病毒感染后出现哪些症状提醒患者朋友可能是"白肺"了? 首先是呼吸相关的症状,例如呼吸急促、呼吸困难、缺氧憋气、呼吸频率加快(每分钟 30 次以上)等;其次是心慌、心率加快(超过每分

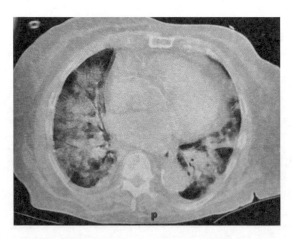

图 33　胸部 CT 平扫显示磨玻璃影

钟 120 次)、胸闷等;第三是精神状态,如果精神状态
较差(如嗜睡、神昏、乏力等),始终不见好转或逐渐加
重,也需要重视;第四是高热持续不退,或体温原已恢
复又突然达到 39℃以上,并伴有呼吸相关症状;如果
家中有血氧仪,测量结果低于正常值(95% 以下)时
也必须警惕起来。总之,新冠病毒感染引起的"白肺"
可能会出现上述症状,因此,患者应该及时就医,并
且要认真按照医生的指导进行治疗,以缓解病情的
发展,对于高龄老人及患有基础疾病的人,需要格外
关注。

4. "阳了"还能锻炼身体来提高免疫力么?

答:不慎感染后,应当根据自己身体状态来选择是
否进行体育锻炼。如果没有明显的不适,在身体允许
的情况下,可以采取八段锦、太极拳、散步等舒缓一些
的方式适当活动,以身体耐受、无明显不适为度。在
锻炼时,若出现头晕、胸闷或任何疼痛,都应该停止锻
炼。但如果出现发热、肌肉酸痛、疲倦乏力、咳嗽、胸
部不适、恶心、腹泻等全身症状,还是应该选择休息为

主。要避免去健身房或公共场所去锻炼,避免造成疾病传播。

5. "阳康"之后还会"再阳"吗?

答:感染一次新冠病毒后,人体形成的免疫力会起到一定的保护作用。但奥密克戎可能快速变异出新的亚分支,出现较强的免疫逃逸能力,康复者不能完全避免二次感染。不过,国外有统计数据显示,感染过奥密克戎,不管有无症状,3~6个月内二次感染的概率相当低,多数人在相当长时间内不会重复感染奥密克戎。对于个人来说,疫情期间最好的办法仍是落实好防护措施,包括戴口罩、注意手卫生、保持社交距离等,并积极接种新冠病毒疫苗,降低感染风险。即使再感染,目前也没有定论认为重复感染会出现更严重的临床后果。从目前病例来看,即便个别患者在重复感染时出现症状加重的倾向,比例也非常低。奥密克戎病毒致病力在减弱,不论是第一次感染还是再感染,发生重症的概率都是比较低的。

6. 转阴后多久可以洗澡、洗头,如何才能正确恢复到以前的工作、运动强度?

答:新冠病毒核酸/抗原转阴不代表人体功能完全恢复正常,大部分人群仍然会存在乏力、咳喘等不适,因此仍需注意日常生活的调养。日常起居应注意保暖,避风避寒,洗澡和洗头并非绝对禁忌,但热水会导致皮肤毛孔打开、毛细血管扩张,在这种情况下受风受寒极易导致病情反复,此外热水淋浴也会导致心率加快,对于出现病毒性心肌损伤的患者有加重病情的可能。因此,初愈的新冠病毒感染者仍应减少洗澡或洗头的频率,在洗澡或洗头后尽快擦干身体和头发,注意保暖,避风避寒;饮食应注意保持清淡,避免暴饮暴食,忌辛辣油腻或过食进补,以清补为主,可多食萝卜、紫菜、冬瓜子、荸荠、罗汉果等清热、化痰、养阴之品;工作应注意劳逸结合,正常作息,避免过劳或熬夜;运动应适度开展,循序渐进,可从原运动量的 1/3 开始逐渐增量,在 2~3 周后恢复正常水平,应避免剧烈运动,避免在运动中出现大量出汗、喘息或肌肉酸痛等不适,而应以散步、体操或中医养生功法为主进行运动,使身体达到微热、微微汗出的状态为宜。

7. 新冠病毒感染后遗症都有哪些？严重吗？

答：新冠病毒感染之后没有严格意义上的"后遗症"。根据世界卫生组织定义，新冠病毒感染后遗症（"长新冠"）是指可能或确诊感染新冠病毒的个人在感染3个月后还有症状（疲劳、肌肉疼痛、虚弱和低热；咳嗽、气促和胸痛；头痛、认知迟钝；皮疹，如冻疮样病变、水疱和斑丘疹；心理健康问题，包括情绪波动；血栓性疾病等），症状至少持续2个月，且没有其他的明显诱因。我国最早对新冠病毒感染后遗症的报道是来自早期对一些重症患者的观察，而对于重型、危重型患者的新冠病毒感染后遗症，需要积极进行康复锻炼来缓解。目前国内研究发现，感染奥密克戎后，多数表现为上呼吸道症状，或者是类似感冒症状，恢复较快，基本没有后遗症。现在国外也有很多数据表明奥密克戎导致的"长新冠"越来越少。

08